E. LESACHER & M.-A.-A. MARESCHAL

NOUVELLE BOTANIQUE

MÉDICALE

COMPRENANT LES PLANTES DES JARDINS ET DES CHAMPS
SUSCEPTIBLES D'ÊTRE EMPLOYÉES DANS L'ART DE GUÉRIR,
DE LEURS VERTUS ET DE LEURS DANGERS, D'APRÈS LES ANCIENS AUTEURS
ET LES AUTEURS MODERNES

AVEC PLANCHES

dessinées et peintes d'après nature, puis chromo-lithographiées

PAR

M.-A.-A. MARESCHAL

Planches entièrement inédites

TOME PREMIER.

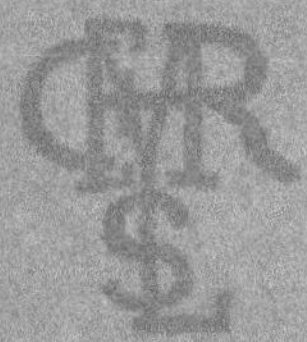

PARIS
LIBRAIRIE R. SIMON,
9, quai Voltaire, 9.

1876.

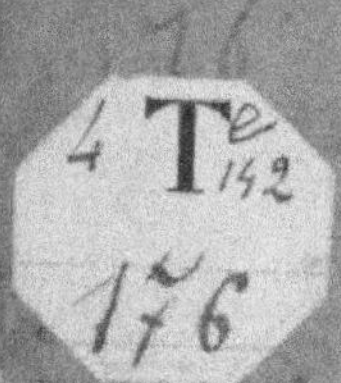

NOUVELLE BOTANIQUE
MÉDICALE.

E. LESACHER & M.-A.-A. MARESCHAL

NOUVELLE BOTANIQUE

MÉDICALE

COMPRENANT LES PLANTES DES JARDINS ET DES CHAMPS,
SUSCEPTIBLES D'ÊTRE EMPLOYÉES DANS L'ART DE GUÉRIR,
DE LEURS VERTUS ET DE LEURS DANGERS, D'APRÈS LES ANCIENS AUTEURS
ET LES AUTEURS MODERNES,

AVEC PLANCHES

dessinées et peintes d'après nature, puis chromo-lithographiées,

PAR

M.-A.-A. MARESCHAL

Planches entièrement inédites.

TOME PREMIER.

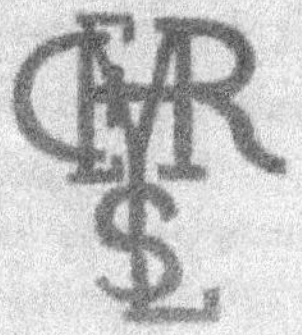

PARIS
LIBRAIRIE R. SIMON,
9, quai Voltaire, 9.

1876.

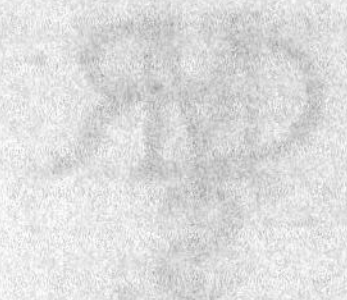

INTRODUCTION.

Tout ce que nous voulons au-delà
de ce que la nature peut nous donner,
est peine, et rien n'est plaisir que ce
qu'elle nous offre.

Buffon.

LA description d'une plante, avec les termes techniques usités en Botanique suffit presque toujours aux savants et aux amateurs pour la reconnaître. Il n'en peut être ainsi pour ceux qui commencent à les observer, soit qu'ils recherchent les plantes pour leurs besoins particuliers, soit qu'ils veuillent en faire l'objet d'un commerce spécial.

Lorsqu'une plante attire l'attention des curieux, c'est par d'autres côtés que ceux qui frappent celle des Savants botanistes.

Pour ceux-ci c'est la plante disséquée, analysée jusqu'en ses moindres détails; tout est vu du même coup, ses penchants, ses habitudes, son sexe, etc., etc.

Pour ceux-là, c'est : ici par la majesté de ses feuilles qu'elle les captive ; plus loin par l'intense ou singulière coloration de ses fleurs ; ailleurs, par ses proportions, son port, son parfum, sa grâce, et, ce qui est quelque fois : par sa rudesse.

Il nous a donc semblé qu'en représentant la plante telle qu'elle est dans les milieux qui lui sont propres ; nous rendrions plus facile à chacun, et particulièrement à ceux qui n'ont aucune notion de Botanique, le moyen de la découvrir.

Distinguer une plante à première vue nous paraît être déjà quelque chose, pouvoir ensuite s'assurer à l'aide de la description analytique que nous en faisons, en tête de chaque monographie, que c'est bien la plante cherchée, doit, ce nous semble, satisfaire les plus difficiles.

Il est certain que ceux qui se mettront par là en rapport direct avec cette puissance visible et trop méconnue, qui se présente partout à l'homme sous toutes sortes de couleurs, comme le critérium d'une immense pharmacie, se trouveront insensiblement entraînés par une saine curiosité. Ils demanderont alors à ces plantes, qui vivent avec eux et pour eux, des secrets qu'elles ne peuvent garder pour ceux qui les hantent et les aiment ; secrets qu'elles cacheront toujours ou vendront chèrement aux indifférents.

Les plantes sont incontestablement les mêmes aujourd'hui qu'elles étaient au temps ou leurs succédanés appartenant à un autre règne n'étaient pas encore découverts, ou appliqués en médecine ; elles n'ont pas changé, il n'y a que nous, pour qui le changement et l'inconstance sont vices familiers, qui les avons laissées, aux mains des herboristes, gens soigneux, suivant attentivement les leçons qu'ils reçoivent de leurs muets auxiliaires, et sachant trouver dans ces grands livres, que signaient les *Galien* et les *Dioscoride*, ces secrets qui ont fait de tout temps et en tous lieux de très-célèbres empiriques.

La plante selon nous, et selon les anciens parfois trop négligés, a toujours été et sera toujours l'intermédiaire naturel entre l'homme et les substances médicinales qu'il appelle au secours de ses infirmités.

La nature les a disposées de telle façon, qu'elles doivent s'approprier les substances minérales que nous leur demandons à notre tour, si ce n'est pour vivre, ou vivre plus longtemps, du moins, pour moins souffrir.

L'inefficacité de certaines préparations dont les plantes étaient la base, a été cause de l'indifférence qui s'est attachée à quelques-unes d'entre-elles, mais si au lieu de s'en prendre à celles-là on eût fait remonter le défaut d'action, aux conditions dans lesquelles elles avaient été récoltées, on n'aurait pas conservé une injuste prévention.

Voici donc quelques précautions à prendre dont l'importance n'échappera à personne,

RÉCOLTE DES PLANTES.

RÉCOLTE.

Il faut recueillir les plantes par un temps sec, après le lever du soleil, et la disparition de la rosée.

Des Fleurs.

Les fleurs se cueillent ordinairement un peu avant leur complet épanouissement ; celles de roses et d'œillets se coupent en boutons, pour éviter une trop grande déperdition de leurs propriétés.

Des Feuilles.

Les feuilles se récoltent aussi avant leur complet développement. Le moment de la formation des boutons florifères est le plus convenable, parce qu'alors la plante est dans son plus puissant état de vitalité ; à moins qu'il ne s'agisse de plantes dont on emploie indifféremment et aussi simultanément les feuilles isolées ou les sommités fleuries ; telles s'emploient beaucoup de labiées.

Des Bourgeons, et des Fruits.

Les bourgeons se récoltent au printemps ; les fruits en automne. On remarquera que le temps convenable à cette récolte doit varier suivant le mouvement de la séve pour les premiers, et suivant l'état de maturité pour les seconds.

Les racines s'arrachent au printemps et à l'automne. Cette dernière saison est préférable pour les racines annuelles ou bisannuelles.

Des Racines.

Les écorces ont cela de particulier que plus elles avancent en âge plus leur action médicamenteuse est puissante, pourvu toutefois qu'elles soient bien adhérentes au bois; et sans altération ni carie. Cependant les écorces dont le propre de l'action est d'être âcre et caustique, doivent être enlevées plutôt jeunes que vieilles quand on veut en obtenir une plus grande somme d'action.

Des Écorces.

L'hiver convient en général à la récolte des écorces; celle des arbres résineux se fait au printemps, celle des arbrisseaux à l'automne.

DESSICCATION.

De la dessiccation dépend la conservation.

DESSICCATION.

Pour bien dessécher les plantes il convient de les étendre par couches minces sur des claies, ou de les disposer en petits paquets légèrement serrés par un lien, et pendus en guirlandes, à une distance suffisante les uns des autres pour qu'elles soient bien aérées; le tout à l'ombre, dans un lieu sec et tempéré.

Pour la majeure partie des plantes cette opération se fait dans les mois de juillet et août.

Une précaution essentielle consiste à monder sans lavage, les plantes, avant de les faire sécher.

Les plantes hygrométriques doivent être absolument soustraites à l'humidité et à la lumière.

Enfin toute plante dont la dessiccation est parfaite est empaquetée dans du papier.

Nous pensons avoir dit ce qui convient pour que chacun puisse mettre à profit les bons enseignements que nous avons puisés tant chez tous les vieux auteurs consultés avec précaution, que chez quelques savants modernes amis de l'application du système végétal à la médecine dont nous tentons de propager l'œuvre, en ramenant la connaissance des simples à quelques observations faciles et agréables.

Beauvais, Novembre 1875.

NOUVELLE BOTANIQUE MÉDICALE.

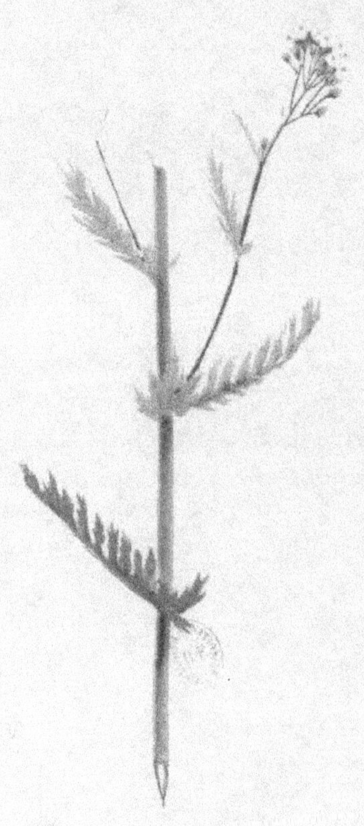

MILLEFEUILLE.

ACHILLEA MILLEFOLIUM.

MILLEFEUILLE.

ACHILLEA MILLEFOLIUM.

Famille des Composées.

Etym. du grec AKILLEUS, nom d'Achille, élève du centaure Chiron.

Syn. vulg.: Herbe aux coupures, Herbe aux charpentiers, Herbe aux voituriers, Herbe militaire, Sourcil de Vénus, Achilléine, Herbe à saigner.

Plante vivace, tiges de 2-6 décimètres dressées, raides, ordinairement simples, pubescentes ou velues, donnant naissance à sa partie supérieure aux rameaux de l'inflorescence. Feuilles longues et étroites, molles, pubescentes, bipinnatiséquées, à segments très-nombreux, linéaires, courts, mucronés ; capitules très-petits et très-nombreux, en corymbes terminaux compactes. Involucre ovoïde oblong à folioles entourées d'un rebord scarieux brunâtre. Fleurons ligulés blancs ou quelquefois, dans nos espèces, d'un rose lilas tendre, à limbe de moitié plus court que l'involucre.

Juin et octobre.

La Millefeuille croît sur les bords des chemins, sur les pelouses sèches et lieux incultes. Elle est quelquefois cultivée dans les jardins, mais alors elle est double.

La réputation de cette plante est fort ancienne. Suivant *Pline*, le nom d'Achillea lui viendrait de ce qu'Achille en aurait fait usage le premier pour guérir les blessures de ses compagnons d'armes.

La Millefeuille a une odeur forte, balsamique; sa saveur est amère et légèrement acerbe. Elle fournit à l'analyse de l'huile volatile camphrée et un principe résineux amer. Cette plante est sur la limite des toniques amers et des toniques stimulants, elle peut aussi être considérée comme astringente et antispasmodique.

Les médecins avaient autrefois une grande estime pour la Millefeuille; aujourd'hui, comme tant d'autres plantes, elle est peu employée, et même tout-à-fait dédaignée de quelques pharmacologues; cependant, sa composition chimique démontre qu'elle n'est pas aussi inerte ni aussi insignifiante qu'on semblerait le faire croire.

Par sa propriété astringente et tonique, elle modère

les hémorrhagies, les lencorrhées, etc. Le suc exprimé de la plante fraîche a été employé avec succès pour arrêter des hémoptysies rebelles à la saignée et aux boissons tempérantes. Lorsque le suc ou la décoction de la plante ne suffisaient pas, on les étendait d'une eau alumineuse.

On a également utilisé avec succès la Millefeuille dans les fièvres éruptives, les menstruations difficiles et douloureuses. Son infusion paraît être un puissant calmant du système nerveux. Elle calme la douleur sans augmenter l'inflammation, et fait cesser la fièvre symptomatique, dit le docteur *Richard* de Soissons.

Cette plante est le remède du bûcheron et des charpentiers pour le traitement des coupures, des plaies, des contusions et des ulcères.

Nous devons faire remarquer que les auteurs qui ont parlé de cette plante font observer que ce n'est que chez les sujets lymphatiques que la Millefeuille offre le plus de chance de succès dans le pansement des solutions de continuité. D'un autre côté, lorsque les plaies sont récentes, la Millefeuille doit être employée avec circonspection, parce qu'elle pourrait les irriter et les enflammer. Mais il n'en est pas de même des ulcérations sordides ou atoniques, ces applications les raniment, les détergent et les disposent à la cicatrisation. On emploie alors l'infusion aqueuse ou vineuse, et même le suc de la plante.

Pour l'intérieur, l'infusion se prépare avec les sommités fleuries, à la dose de 2 ou 3 fortes pincées par litre d'eau bouillante (1).

À l'extérieur, les sommités s'emploient à la dose de 30 à 60 grammes par litre d'eau pour lotions, fomentations, bains et lavements.

Le suc de la plante (à la dose de 180 à 200 grammes), dit *Chomel*, avec la même quantité de suc d'ortie (urtica dioïca) pris en deux fois à une heure d'intervalle, ont réussi pour arrêter une hémorrhagie survenue par l'ouverture de quelque vaisseau sanguin qui se dégorgeait dans le canal intestinal. Il convient, en même temps, de donner au malade un ou deux lavements d'une forte décoction de ces deux plantes.

---

(1) Nous devons dire ici que l'infusion se fait avec les plantes sèches; les plantes vertes s'emploient par décoction, c'est-à-dire qu'on les fait bouillir, l'infusion n'étant que de l'eau bouillante jetée sur les plantes.

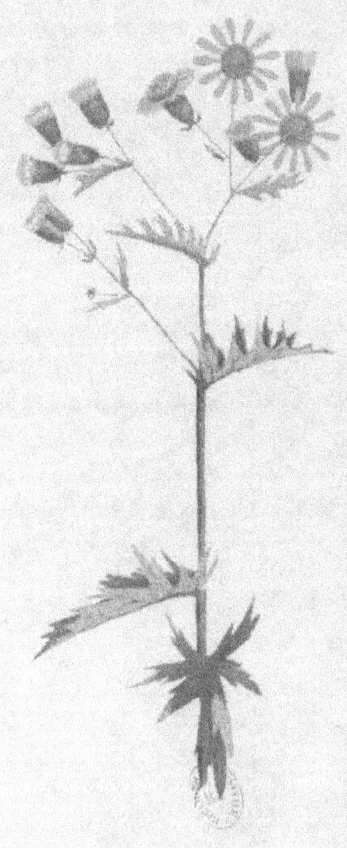

JACOBÉE

SENECIO JACOBÆA.

—

JACOBÉE.

SENECIO JACOBEA.

—

Famille des Composées.

Etym. du mot latin SENEX (vieillard). Allusion aux aigrettes blanches qui couronnent les akènes.

Syn. vulg.: Jacobée, Herbe de Saint-Jacques.

Plante vivace, à souche courte, tronquée, ordinairement verticale. Tige de 60 à 80 centimètres, simple en bas, rameuse en haut, ronde, striée, pubescente et rougeâtre. Feuilles alternes, quelques fois rougeâtres en dessous, glabres ou légèrement pubescentes aranéeuses ; les caulinaires pinnatipartites à lobes oblongs ou linéaires, les inférieurs rapprochés de la tige en forme d'oreillettes ; les radicales petiolées, oblongues dentées ou lyrées, souvent disposées en rosette. Capitules assez gros, ordinairement assez nombreux, disposés en corymbe terminal à rameaux dressés, fleurons d'un beau jaune. Akènes pubescents scabres, aigrette à soies peu nombreuses.

Cette plante se rencontre sur le bord des fossés et des chemins, des haies et des prairies et sur la lisière des bois, où elle fleurit de juin à septembre.

La JACOBÉE est une plante amère, un peu âcre, qui a été recommandée.

Lemery la donne comme apéritive, vulnéraire, émolliente, détersive et résolutive.

On l'emploie en décoction, pour faire des gargarismes, et extérieurement en cataplasmes.

Nous sommes amenés à parler du SENEÇON VULGAIRE (*Senecio vulgaris*), vulgairement appelé herbe aux charpentiers, que tout le monde connaît. C'est une plante annuelle extrêmement commune, qui se distingue par la mollesse de toutes ses parties. Ses tiges, de 1 à 4 décimètres, sont fistuleuses, ses feuilles sont alternes, sessiles, presque ailées, légèrement sinuées ou dentées à leur contour. Les fleurs sont jaunes, cylindriques, un peu pendantes, toutes flosculeuses; ses semences sont surmontées d'une aigrette soyeuse et très-blanche.

Ce SENEÇON est inodore, d'une saveur douceâtre et amère; il contient de l'amidon, de l'albumine, une matière amère et un sel de potasse. Cette dernière plante est, dit-on, plus énergique que celle dont nous donnons

les traits, bien que celle-ci soit fort peu usitée en médecine. Pourtant, les habitants de la campagne l'emploient
en cataplasmes pour les maux de gorge inflammatoires,
pour l'engorgement laiteux des seins ; les phlegmons,
les croûtes de lait, les rétentions d'urine, et en lavements pour calmer les douleurs intestinales.

Les lièvres et les lapins sont très-friands de ce Seneçon. Les petits oiseaux, les chardonnerets, surtout,
recherchent cette plante, aussi est-elle l'objet d'un tout
petit commerce dont se réjouissent, nous n'en doutons
pas, les gracieux prisonniers qui l'aiment.

EUPHRAISE OFFICINALE.

EUPHRASIA OFFICINALIS.

Famille des Scrofulariées.

Etym. du grec PHRASEIN, bien sentir, gaieté, allégresse.

Syn. vulg. : Eufraise, Eufrage, Casse-Lunettes, Brise-Lunettes, Luminet, Herbe aux yeux.

Plante annuelle, tige de 5 à 30 centimètres dressée simple ou rameuse, pubescente. Feuilles sessiles, ovales ou ovales-oblongues, dentées et petites. Calice à 3 lobes lancéolés, acuminés. Fleurs blanches, quelques fois bleuâtres, marquées de lignes violettes, tachées de jaune en dedans, axillaires et rapprochées à la partie supérieure des tiges. Lèvre supérieure échancrée au sommet, 2 lobes courts, 2-3 dentés, lèvre inférieure 3 lobée, à lobes émarginés bilobés; 4 étamines didynames plus courtes que la corolle; anthères brunâtres chargés de poils noueux le long des lignes de déhiscence.

Cette jolie plante végète avec grâce sur la mousse, sur les pelouses et au bord des bois. On aime à la voir sur les collines avec ses toutes petites fleurs à lèvres nuancées de blanc et de jaune.

Elle fleurit de juillet à octobre.

Après avoir été très-vantée, elle est aujourd'hui presque abandonnée par la médecine moderne.

L'Euphraise officinale n'a qu'une assez faible odeur, mais la saveur de ses feuilles est amère et sensiblement astringente ; leur décoction noircit la solution de sulfate de fer, ce qui pourrait expliquer les heureux effets produits par leur infusion, dans quelques ophthalmies chroniques accompagnées d'une sorte de relâchement ou de faiblesse locale.

L'eau distillée de l'Euphraise est légèrement laiteuse et agréablement aromatique. Elle a été de tout temps préconisée contre les maladies d'yeux. Si, dans les affections légères qui surviennent à la suite d'excès de travaux et de veilles, la vue est fatiguée, et que, par un repos, le sommeil et la sobriété, on ait déjà apporté un certain soulagement à ses yeux, il suffit de les bassiner de temps à autre avec une infusion de feuilles d'Euphraise et de fleurs de sureau, ou bien de melilot, pour égaler dans ce cas le meilleur des collyres (1). Il est bien entendu que si l'ophtalmie résistait à cette médication sans danger, il conviendrait, comme en toute autre circonstance, de consulter un homme de l'art.

Les anciens employaient l'Euphraise, soit en décoction, en infusion, en cataplasmes ou en poudre, voire mâchée, pour combattre depuis le simple larmoiement jusqu'à la cataracte. Les uns la voulaient infusée dans du vin, particulièrement quand le traitement devait durer quelque temps ; les autres, supposant que cette infusion vineuse pouvait par trop échauffer le cerveau, préféraient prendre l'Euphraise en poudre ou son infusion aqueuse. Nous pensons avec quelques auteurs qu'il conviendrait d'abord, ici comme en bien d'autres applications, de consulter le tempérament du malade.

Nous trouvons dans *Chomel* qu'Arnaud de Villeneuve affirme avoir guéri un vieillard qui avait perdu la vue, par l'usage long et fréquent des feuilles d'Euphraise, tant vertes que sèches, tant en décoction, infusion, ou comme aliment.

---

(1) D'où lui vient son surnom de *Casse-Lunettes*.

Ce fait ferait beaucoup d'honneur à notre plante, si le temps qui nous sépare de cette cure ne nous permettait pas de désirer d'autres preuves que l'affirmation d'ARNAUD DE VILLENEUVE.

La poudre d'EUPHRAISE se dosait par 4 et 12 grammes dans une infusion de fenouil ou de verveine, mais à la condition d'en continuer l'usage pendant plusieurs mois, afin de rétablir la vue fatiguée; c'est encore *Chomel* qui dit cela.

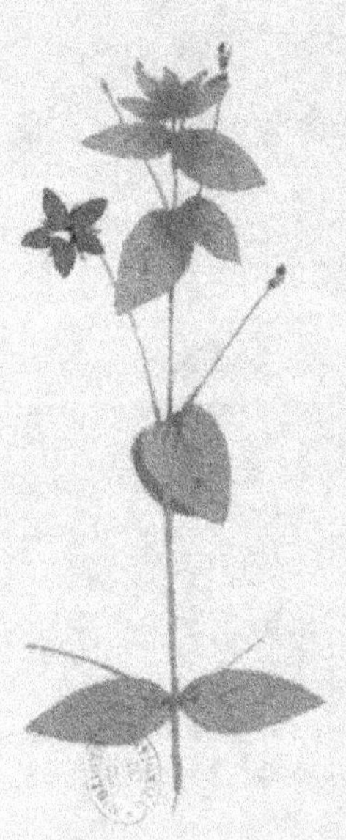

MOURON DES CHAMPS.

ANAGALLIS ARVENSIS.

MOURON.

ANAGALLIS ARVENSIS.

Famille des Primulacées.

Etym. du grec ANAGELAO, je ris ; parce qu'on attribuait à cette
plante la propriété de guérir les maladies du foie, qui occa-
sionnent la tristesse.

Syn. vulg. : Mouron des champs, Mouron rouge , Mouron mâle ,
Moulon.

Plante annuelle. Tiges de 30 centimètres environ, très-
rameuses dès la base, quadrangulaires , étalées ou
ascendantes, diffuses , glabres. Feuilles sessiles , opposées, ovales ou ovales-oblongues , un peu épaisses , à
3 ou 5 nervures , marquées de points glanduleux à la
face inférieure. Fleurs rouges ou bleues , axillaires, longuement pédonculées. Calice à 5 divisions à bords
membraneux. Corolle rotacée à lobes suborbiculaires ,
oblongs , entiers , 5 étamines courtes, style filiforme,
capsule globuleuse s'ouvrant en boîte à savonnette.

Les fleurs de cette plante se montrent pendant toute la belle saison ; dans les vignes, dans les champs en friche et lieux cultivés, et du nord au midi, le Mouron est partout répandu à profusion.

Un auteur, en parlant de la couleur rouge ou bleue du Mouron, a poëtisé ses impressions en disant qu'il offrait aux yeux, ou l'éclat de la pourpre Tyrienne, ou la douce sérénité d'un bleu d'azur.

Une plante qui fait dire ainsi les choses ne doit pas être la première venue.

Le Mouron des champs a été très-célèbre dans l'antiquité. Il passait pour exciter la gaieté en fondant — suivant les expressions du temps — les obstructions du foie, cause de la tristesse. L'étymologie de son nom explique, du reste, les propriétés que les anciens lui avaient reconnues. *Pline* dit que l'anagallis excite l'enjouement. *Dioscoride* l'emploie contre les maladies du foie. Enfin, *Galien* attribue au Mouron rouge une vertu très-abstertive et dit, en un langage du IIe siècle : que « le Mouron possède une certaine chaleur attractive par laquelle il attire les tronçons et autres choses qui sont demeurées dans le corps. »

Chomel le recommande contre l'épilepsie, et sous la forme de teinture alcoolique (des fleurs), ou sous la forme d'extrait (toute la plante), mêlé avec celui des fleurs de millepertuis. Il recommande également le Mouron bouilli avec l'urine humaine et appliqué en cataplasmes sur les parties atteintes de la goutte ; il assure que cela appaise l'inflammation et calme la douleur.

Le Mouron rouge passe aussi pour avoir la propriété de guérir les ulcères corrosifs; celle d'être vulnéraire ne lui est pas contestée.

Il n'en saurait peut-être pas ainsi des autres vertus qu'on lui attribue et qui paraissent tant soit peu exagérées. Ce point est difficile à discuter ici. Aussi, nous nous contenterons d'assurer que cette plante jouit de propriétés très-actives, et que, dans tous les cas, elle doit être employée avec une certaine circonspection.

Pour justifier cette dernière recommandation, nous nous appuyons sur *Rocques*, qui déclare que le suc des feuilles de Mouron, administré à des chevaux, les a fait mourir, en stupéfiant le système nerveux et en attaquant la membrane muqueuse de l'estomac.

Les principaux phénomènes produits par cette plante sont un flux abondant d'urine, avec des mouvements convulsifs des muscles de la gorge et du train postérieur.

L'extrait aqueux du Mouron est également délétère pour les chiens. Orfila a prouvé par ses expériences que cet extrait peut, à la dose de 12 grammes, leur donner promptement la mort.

Enfin, le Mouron rouge est aussi un poison pour les oiseaux, et il ne faudrait pas le confondre avec la plante appelée improprement Mouron blanc, vulgairement nommé *Mouron des petits oiseaux*. Ce dernier (Alsine media) est la morgeline. Or, la morgeline se trouve dans les mêmes lieux que le Mouron rouge, mais nous l'avons dit, elle a des fleurs blanches composées de cinq pétales bifides. On la donne aux serins, chardonnerets, etc., et quand la voix chantante des pourvoyeurs matineux fera entendre sous vos fenêtres :

Mouron pour les petits oiseaux !

restez assuré que c'est de la morgeline qu'ils colportent.

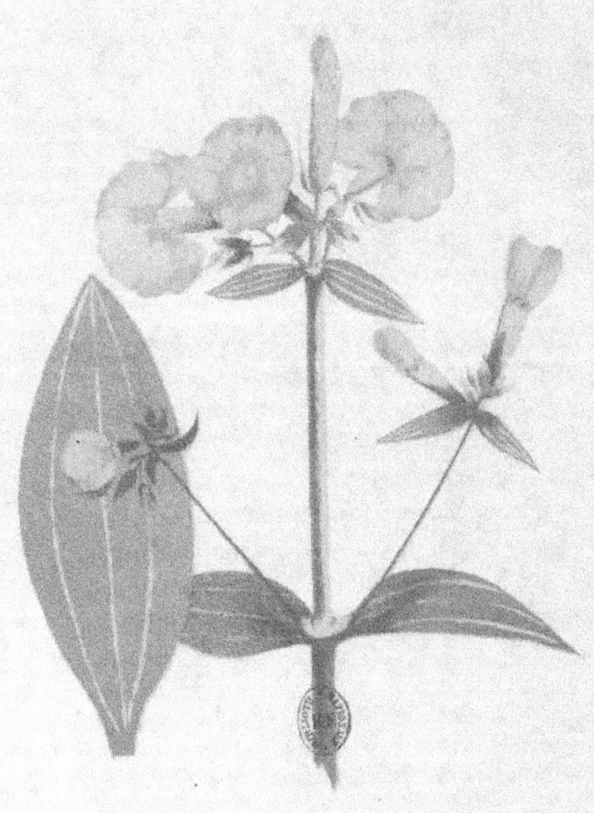

SAPONAIRE.

SAPONARIA OFFICINALIS.

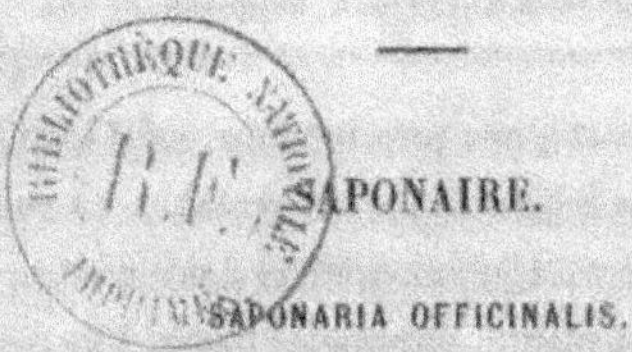

SAPONAIRE.

SAPONARIA OFFICINALIS.

Famille des Caryophyllées.

Étym. de SAPO, savon, parce que cette plante, agitée avec de l'eau, lui donne une qualité savonneuse.

Syn. vulg.: Savonaire, Savonière, Saponière, Herbe à foulon.

Plante vivace de 30 à 60 centimètres, à souche rameuse, traçante. Tiges dressées, ordinairement rameuses, rondes, portant des nœuds au niveau desquels elle est gonflée. Feuilles subpétiolées, ovales ou oblongues, lancéolées, opposées, simples, glabres, marquées de trois nervures longitudinales. Fleurs roses ou d'un lilas pâle, en fascicules disposés en panicule compacte. Pétales dépassant longuement le calice. Calice herbacé, cylindrique, ordinairement à 4 dents, presque bilabié. Étamines 10, 2 styles droits. Capsule s'ouvrant au sommet en 4 dents courtes, réfléchies en dehors.

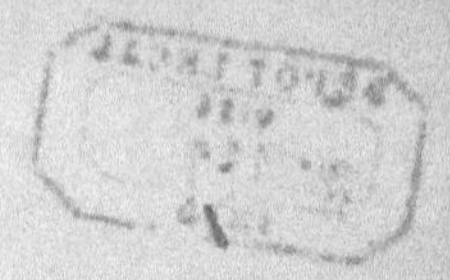

La Saponaire est à peu près inodore, sauf ses fleurs, qui exhalent une odeur douce et agréable. La racine a une saveur amère, légèrement âcre, savonneuse ainsi que le reste de la plante, hormis les fleurs. Elle contient de la résine, de la saponine, de la gomme, de la fibre ligneuse et de l'eau.

Après avoir été louangée par les praticiens modernes les plus célèbres, la Saponaire se trouve aujourd'hui, en France, sinon complètement abandonnée, du moins reléguée au fond des officines les plus modestes. Cette indifférence ne s'explique pas facilement, à moins pourtant qu'elle soit dédaignée parcequ'elle est commune et qu'il ne faut ni grands soins ni fatigues pour se la procurer.

Nous nous élevons donc contre cet abandon, et si l'industrie n'en veut pas : que ce soit la médecine qui l'emploie. Sa racine, sa tige et sa fleur sont considérées comme des toniques légers dans la débilité des organes digestifs, soit comme apéritifs, soit comme sudorifiques, et dépuratifs dans les dartres anciennes, les rhumatismes et gouttes chroniques ou la syphilis constitutionnelle.

Le savant professeur *Alibert* tenait la Saponaire en grande estime et a pu se convaincre de son efficacité dans le traitement des dartres furfuracées et squammeuses.

La Saponaire cédant facilement à l'eau, son principe savonneux (appelé *saponine*) est d'un emploi général dans le dégraissage des étoffes et le blanchîment du linge.

En médecine, on administre la Saponaire le plus souvent en décoction.

Si l'on emploie la tige et les feuilles, la dose est de 30 à 60 grammes par litre d'eau ; certaines personnes préfèrent employer la racine comme étant pourvue de principes plus actifs. La dose est pourtant la même, en ayant le soin de la laisser bouillir jusqu'à réduction d'un tiers du liquide. On édulcore cette tisane avec du miel.

Le suc exprimé des feuilles s'administre, à la dose de 50 à 200 grammes, le matin, à jeun.

A l'extérieur, la Saponaire est employée en cataplasmes et en fomentations, comme résolutive pour les engorgements lymphatiques et œdémateux.

On rencontre aussi dans les champs calcaires et les moissons maigres la SAPONAIRE DES VACHES (Saponaria vaccaria), ainsi nommée, on le comprend, parce que les bestiaux la mangent, nous ajouterons qu'ils la mangent avec une certaine avidité.

Cette dernière plante, qui est annuelle seulement, fleurit de juin à juillet. Elle jouit des mêmes propriétés médicales que l'espèce précédente, et ses graines ont, de plus, été recommandées dans les affections calculeuses.

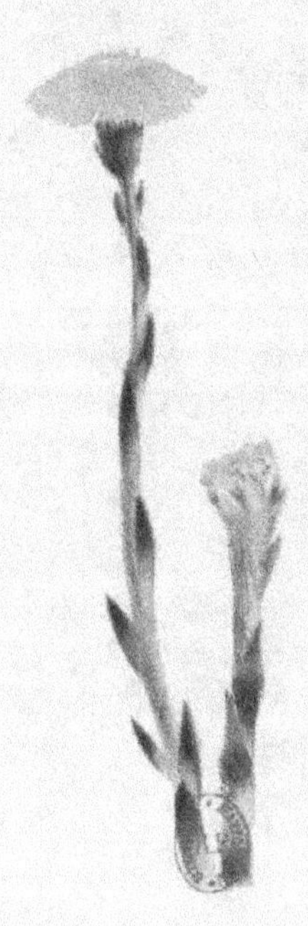

TUSSILAGE.

TUSSILAGO FARFARA.

TUSSILAGE.

TUSSILAGO FARFARA.

Famille des Composées.

Etym. de TUSSIS (toux), et de ALGOS (douleur).

Syn. vul.: Tussilage commun, Pas d'âne, Pas de cheval, Herbe
de saint Guérin, Herbe de saint Quirin, Taconnet, Procheton.
D'anciens botanistes l'ont désigné sous le nom de *Filius ante
Patrem*, parce que ses fleurs apparaissent avant ses feuilles.
Le Tussilage est le Bechion des Grecs et le Farfara des Latins.

Plante vivace. Tiges florifères simples de 1-2 décimètres, s'allongeant beaucoup après la floraison, coton-
neuses, à écailles rougeâtres pointues, glabres en
dehors. Feuilles ne paraissant qu'après la floraison,
très-amples, suborbiculaires, cordées, longuement
pétiolées, toutes radicales, sinuées-anguleuses, denti-
culeuses, tomenteuses, blanchâtres en dessous. Souche

épaisse, à rhizomes charnus, traçants. Fleurs jaunes, en capitules solitaires à l'extrémité des tiges.

Le Tussilage croît dans les lieux humides ou inondés l'hiver, dans les terrains argileux, les endroits incultes, au bord des chemins.

Cette plante possède dans toutes ses parties une matière acerbe et amère.

Le sulfate de fer en contact avec ses différentes préparations les colore en noir, indice certain que la plante contient du tannin, on a constaté aussi chez elle la présence de gomme, de sucre, d'huile volatile et de divers sucs.

Les fleurs et les feuilles sont béchiques, pectorales, détersives, légèrement stimulantes et toniques.

On les emploie depuis des siècles dans les affections de poitrine, et des voies respiratoires, les catarrhes chroniques, et la coqueluche. Comme ni les fleurs, ni les feuilles ne sont irritantes, elles conviennent particulièrement aux malades doués d'une grande sensibilité et aux enfants délicats, dans la toux provenant d'irritation.

Pline et *Hippocrate* recommandaient l'emploi de toutes les parties de la plante.

Nous trouvons dans *Chomel* que des enfants malingres, nourris avec des feuilles de Tussilage cuites avec du beurre et de la farine, avaient été complètement rétablis. Comme il n'y a rien à craindre de cette médication; il est permis de croire que d'après l'autorité des maîtres cités on fera, à titre d'essai s'il le faut, l'application de ce moyen si facile.

Employée à l'extérieur, la décoction vineuse des feuilles est efficace pour le traitement des plaies scrofuleuses qui tendent à se transformer en ulcères.

Les feuilles convenablement récoltées et séchées peuvent être fumées comme le tabac et soulager ainsi employées, l'asthme humide et la phtisie.

Pline nous dit que de son temps, déjà, on aspirait le parfum de la plante desséchée pour guérir les toux invétérées, en ayant soin de prendre un peu de vin cuit à chaque gorgée de parfum.

Dans les affections scrofuleuses et lymphatiques, le suc exprimé des feuilles fraîches de TUSSILAGE, employé pendant quelque temps, produit d'excellents résultats; on les obtient aussi avec un fort décocté des feuilles sèches.

Quelques auteurs enthousiasmés par les succès qu'ils auraient obtenus en employant la décoction de feuilles de TUSSILAGE dans le traitement des scrofules, ont proclamé ce remède le meilleur de ceux connus pour la guérison de cette terrible affection.

Sans être aussi optimiste, mais aussi sans partager l'opinion de quelques médecins modernes qui contestent les propriétés du Tussilage, nous sommes portés à croire d'après l'avis d'un plus grand nombre de praticiens, que cette plante produit d'excellents effets dans l'engorgement des glandes, dans les éruptions cutanées, la teigne, et principalement, dans la toux et les affections pulmonaires qui proviennent d'un vice scrofuleux.

Le Tussilage se prend en infusion 15 à 30 grammes de fleurs par litre d'eau.

Le suc des feuilles à la dose de 60 à 90 grammes.

On prépare aussi un sirop avec la racine, les feuilles et les fleurs, en y ajoutant du capillaire ; on l'administre à la dose de 30 grammes (*Chomel*).

On rencontre dans les jardins le Tussilage odorant (Tussilago flagrans *Will.*) (Nardosmia flagrans *Cassini*) remarquable par l'odeur de vanille que répandent ses fleurs. L'apparition de ces dernières en hiver a fait donner à cette plante le nom d'Héliotrope d'hiver.

GERVAIS, TYP. D. PÈRE, RUE SAINT-JEAN.

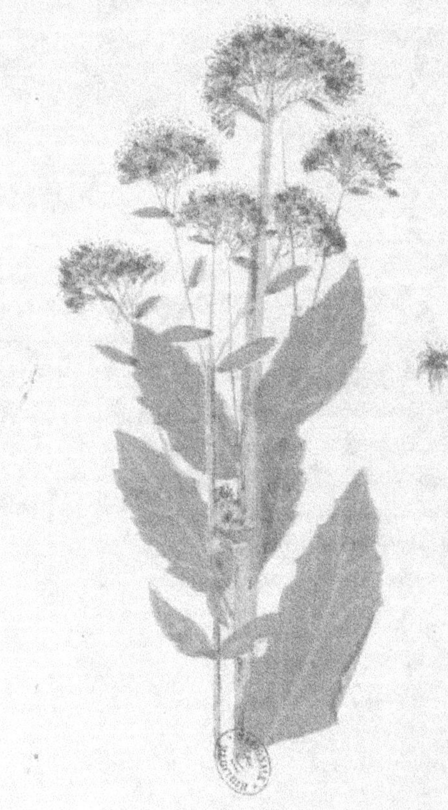

ORPIN.

SEDUM TELEPHIUM.

ORPIN.

SEDUM TELEPHIUM.

Famille des Crassulacées.

Etym. : Sedum, de SEDERE (être assis). Allusion aux tiges rampantes, mais dressées dans la partie supérieure.

Syn. vulg. : Reprise, Grand-Orpin, Herbe à la coupure, Orpin-Reprise, Joubarbe des vignes, Grassette, Herbe à la reprise, Herbe aux charpentiers, Fève épaisse.

Plante herbacée, vivace, à souche épaisse, donnant naissance à des fibres renflées et charnues. Tiges plus ou moins nombreuses, de 30 à 40 centimètres, glabres, feuillées, robustes, dressées; donnant naissance supérieurement aux rameaux de l'inflorescence. Feuilles sessiles, éparses, oblongues, pâles, charnues, d'un

vert glauque. Fleurs roses, purpurines, en corymbe terminal serré. Calice à 5 dents aiguës. Corolle à 5 pétales ouverts en étoile, aigus, à nervure moyenne plus foncée. Etamines 10 plus longues que les pétales. 5 carpelles et 5 capsules polyspermes.

L'Orpin se trouve dans les bois humides, les taillis, les vignes, buissons et lieux pierreux, où il fleurit depuis juillet jusqu'en septembre.

Les propriétés de cette plante sont astringentes, vulnéraires et rafraîchissantes. Son suc est légèrement mucilagineux et contient du malate de chaux. Le jus de ses feuilles ou leur décoction sont souvent employés dans les campagnes, avec succès, pour amener la cicatrisation des plaies plus ou moins considérables et arrêter le flux de sang.

Chomel dit que les feuilles de l'Orpin, appliquées sur les tumeurs, en avancent la suppuration. Elles seraient également propres pour le panaris ou mal d'aventure, en les appliquant dessus après les avoir amorties sur la braise, puis écrasées.

Les racines de cette plante, contusées, cuites dans du beurre frais et ainsi réduites en onguent, font un excellent cataplasme pour adoucir l'inflammation des hémorrhoïdes.

Il est peu de jardins où l'Orpin ne figure. Sa rustique constitution ne demande aucuns soins, et pour être une plante ornementale, il se passe très-bien des attentions du jardinier.

[illegible]

[illegible]

[illegible]

[illegible]

[illegible]

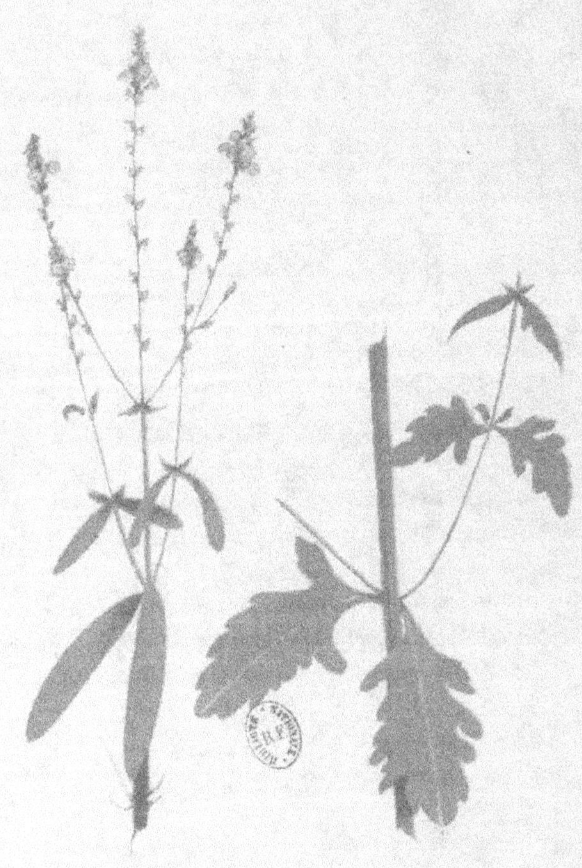

VERVEINE.

VERBENA OFFICINALIS.

VERVEINE.

VERBENA OFFICINALIS.

Famille des Verbenacées.

Etym. du latin VENERIS VENA (veine de Vénus) ; parce que cette plante entrait dans la composition des philtres amoureux.

Syn. vulg. : Herbe aux sorciers, Herbe sacrée, Verveine commune

Plante vivace. Tige de 50 à 80 centimètres. Solitaires ou peu nombreuses, rameuses ; à rameaux dressés, effilés, raides, glabres, à angles scabres.

Feuilles opposées, oblongues ou ovales, hérissées de quelques poils, profondément incisées, à lobes crénelés ou dentés. Fleurs d'un violet pâle, petites, solitaires à l'aisselle de bractées plus courtes que le calice, disposées en épis lâches, grêles et très-longs. Calice à 5 dents, corolle tubuleuse à 5 lobes, 4 étamines. Ovaire 4-loculaires, styles soudés en un style terminal indivis.

La VERVEINE est commune sur le bord des chemins, fossés, et lieux incultes où elle fleurit de juin à octobre.

Il convient de la cueillir avant sa floraison, et choisir les tiges bien garnies de feuilles.

La Verveine jouissait auprès des anciens d'une très-grande renommée, à cause des propriétés merveilleuses dont ils la croyaient douée.

Les magiciens la faisaient entrer dans leurs enchantements, puis dans les mystères de la cabale et dans les prétendus sortiléges dont le moyen-âge s'engoua si fort. On lui attribuait surtout la vertu de rallumer les feux d'un amour prêt à s'éteindre. Celle aussi de réconcilier les ennemis. Le nom d'herbe sacrée lui vient de ce que les prêtres s'en servaient pour purifier les autels de Jupiter, et pour les orner pendant les sacrifices. On se présentait dans les temples, couronné de Verveine, (1) en tenant ses rameaux à la main, surtout lorsqu'il s'agissait d'apaiser les divinités. On aspergeait d'eau lustrale les maisons hantées par les esprits malins, et c'était avec de la Verveine que ce faisaient les aspersions.

Chez les Gaulois, les Druides avaient pour la Verveine presque une aussi grande vénération que pour le Gui ; ils lui accordaient des vertus sans nombre. Elle guérissait toutes les maladies, détruisait les maléfices ; dans les repas, elle excitait les convives qui en étaient

(1) Le mot *verbena* s'applique chez les Latins à tout rameau d'un arbre consacré : Laurier, Olivier, etc., aussi bien qu'à la Verveine.

aspergés à la plus grande gaieté. La récolte de la Verveine était accompagnée de nombreuses cérémonies
tenant toutes à la superstition ; on ne devait l'arracher
qu'à la pointe du jour, au moment où se levait la cani-
cule, encore fallait-il faire précéder ce travail d'un sacrifice d'expiation à la terre , sacrifice dont les fruits et le
miel faisaient presque tous les frais.

Si l'on en croit quelques auteurs modernes , il ne res-
terait à la Verveine aucune des propriétés que lui attri-
buaient l'antiquité et le moyen-âge.

Cependant cette plante est légèrement amère, tonique,
astringente, un peu rubéfiante à l'extérieur.

Dans les campagnes elle est très-souvent employée en
cataplasmes sur les points de côté, les douleurs rhumatismales, et maux de tête.

Le cataplasme se prépare en faisant cuire les feuilles
écrasées dans du vinaigre.

Galien prétendait la Verveine très-dessicative et de
nature à souder les plaies.

D'après *Chomel*, la décoction de Verveine provoquerait
le lait des nourrices.

Cette plante , dit le même auteur , serait propre aux
maux d'yeux , aux douleurs de la tête et des dents;
aux ulcères de la bouche et principalement aux infections
du cuir chevelu telles que la teigne , le feu volant, etc.,

en se servant de bains, lotions ou fomentations où elle entrerait avec de la fumeterre dans de l'eau vinaigrée.

L'eau distillée de la Verveine est encore usitée aujourd'hui pour fortifier la vue.

Enfin quoiqu'il en soit de ses propriétés, l'usage en est très-répandu parmi le peuple qui a de grandes raisons pour avoir confiance dans son efficacité.

On cultive dans les jardins une autre espèce de Verveine, connue sous le nom de Verveine odorante : Verveine citronelle ou Verveine a trois feuilles (Verbena triphylla), c'est un charmant arbrisseau originaire du Chili. Il est devenu très-commun à cause de la facilité avec laquelle on le multiplie, tant par graines que par drageons et boutures. Sa tige s'élève quelques fois à plus d'un mètre, ses rameaux sont garnis de feuilles ternées, lancéolées, aigues, un peu visqueuses. Froissées entre les doigts, elles répandent une odeur douce et aromatique.

On en fait une infusion très-agréable, qui peut remplacer celle de mélisse, de feuilles d'oranger ou de tilleul. Elle est excitante, stomachique, antispasmodique et convient dans les flatuosités, l'indigestion, les digestions difficiles, la gastralgie et les affections nerveuses.

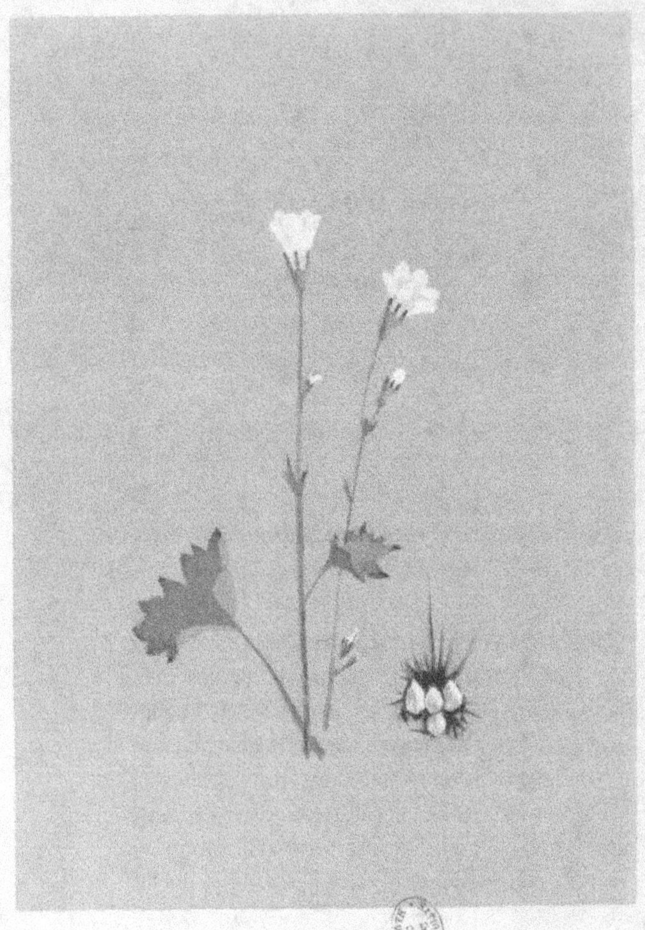

SAXIFRAGE
SAXIFRAGA GRANULATA.

SAXIFRAGE.

SAXIFRAGA GRANULATA.

Famille des Saxifragées.

Etym. du latin : SAXUM (pierre, rocher), et de FRANGERE (casser, briser).

Syn. vulg.: Casse-Pierre, Perce-Pierre, Rompt-Pierre, Casse-Cailloux.

Plante herbacée, vivace. Tige dressée de 2 à 5 décimètres, grêle, pubescente, peu rameuse. Feuilles inférieures souvent rapprochées en rosette lâche, longuement pétiolées, réniformes à limbe légèrement prolongé sur le pétiole, crénelées, à crénelures larges et obtuses ; les supérieures sessiles ou sub-sessiles, cunéiformes, palmatilobées à 4-8 lobes ; les florales, 3 lobées ou linéaires. Souche donnant naissance à des bulbilles nombreux mêlés aux fibres radicales. Fleurs blanches assez grandes , en corymbe terminal pauciflore ; pédicelles fructifères très-courts. Calice soudé avec l'ovaire seulement dans sa partie inférieure. Corolle à 5 pétales, 10 étamines. Ovaire à 2 carpelles , 2 styles. Capsule biloculaire, bicorne.

On rencontre cette plante dans les pâturages , les endroits découverts des bois sablonneux , et les lieux arides (avril-juin).

Son surnom de brise-pierre lui vient de ce que plusieurs espèces de Saxifrages croissent parmi les rochers, entre les fentes des pierres qu'elles divisent en se renflant, ce qui par analogie a donné lieu à la croyance qu'elles étaient lithontriptiques , c'est-à-dire , propres à briser, ou dissoudre les calculs de la vessie.

Les anciens botanistes et les vieux auteurs font tous mention de la propriété diurétique des Saxifrages. *Mathiole* et *Chomel* conseillent de faire cuire la plante dans du vin blanc et de la donner ainsi à boire à ceux qui sont atteints de la pierre ou de la gravelle.

Les Saxifrages paraissent être aujourd'hui complètement oubliées par la médecine. Cependant la Saxifrage granulée sans être peut-être assez énergique pour dissoudre les concrétions de la vessie , peut néanmoins, ainsi que cela a été expérimenté par plusieurs praticiens, exciter assez fortement la sécrétion urinaire et être tout aussi utile que bien d'autres plantes d'un usage plus journalier.

Les tubercules qui garnissent la racine, sont âpres et amers. Ils semblent d'abord insipides, mais peu à peu leur âpre amertume se développe.

Il faut employer, dit *Roques*, la racine récente ou séchée à l'ombre. La dose est d'environ 60 grammes que l'on fait bouillir dans un litre d'eau et on ajoute à la colature 70 grammes de miel. On peut aussi l'employer en infusion, quand elle est sèche, dans une égale quantité de vin blanc, c'est-à-dire un litre. Lorsque le système urinaire aura besoin d'être modérément stimulé, ces préparations simples, dit-il, seront aussi efficaces que la plupart des diurétiques

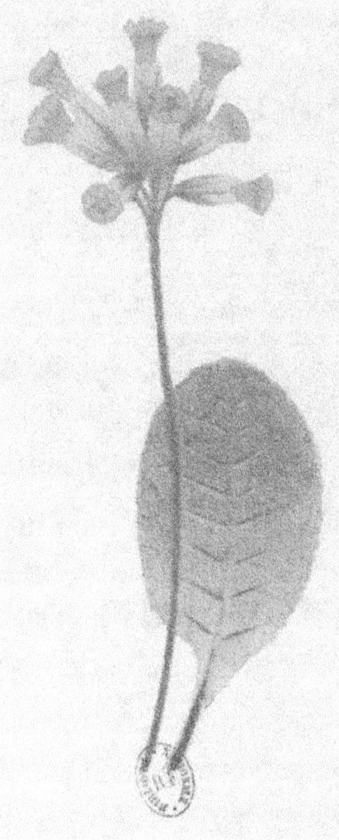

PRIMEVÈRE,

PRIMULA VERIS.

PRIMEVÈRE.

PRIMULA OFFICINALIS.

Famille des Primulacées.

Etym. du latin : PRIMUS (premier), VER (printemps).

Syn. vulg.: Herbe à la paralysie, Primerolle, Coucou, Oreille d'ours, Brayettes, Bayes de coucou, Primevère commune, Coqueluchon, le Flacon, Herbe de saint Paul, Primule, Fleur de coucou.

Plante vivace, herbacée. Souche horizontale et rameuse d'où naissent un grand nombre de fibres et une touffe de feuilles radicales ovales ou oblongues, brusquement contractées, en pétiole ailé, ondulées, inégalement denticulées ou lâchement crénelées, ridées, réticulées. Du centre de ces feuilles s'élève une hampe simple, florifère de 1 à 3 décimètres de hauteur, fleurs souvent penchées d'un même côté. Calice pubescent,

blanchâtre, presque tomenteux, renflé, très-court, à
5 angles saillants. Corolle d'un jaune pâle, à limbe
concave, à lobes émarginés, marqués à la base d'une
tache d'un jaune plus foncé. Capsule uniloculaire mul-
tivalve.

Dès les premiers jours du printemps, on voit partout
briller cette plante, dans les prés, les lieux herbeux,
dans les bois un peu humides des contrées tempérées et
même dans celles du Nord.

Fleurit de mars à mai.

La racine de la PRIMEVÈRE est épaisse, fibreuse, rougeâtre et légèrement aromatique. Les fleurs répandent
une odeur suave et douce.

D'anciens médecins, *Mathiole*, *Lemery*, *Chomel*, etc.,
ont recommandé cette plante comme excellente pour
fortifier le cerveau, les nerfs, les jointures, pour les
rhumatismes, les catarrhes, et la paralysie, lorsqu'elle
est légère, particulièrement celle de la langue.

Le produit de la distillation de toute la plante, appliqué sur le front, apaise, dit *Mathiole*, les douleurs de
tête, et l'eau distillée des fleurs produirait les meilleurs
effets contre les débilités du cœur et de tout le corps.

Bien que les auteurs modernes qui ont écrit sur la
matière médicale ne fassent même pas mention de la
PRIMEVÈRE parmi les médicaments, on ne saurait nier,

cependant, ses bons effets dans les affections légères du système nerveux.

Les fleurs et les feuilles passent avec raison pour cordiales et antispasmodiques. Elles s'emploient aussi en infusion théiforme dans le début des rhumes et des affections catarrhales.

Dans certaines contrées, la Primevère est utilisée comme plante alimentaire. En Angleterre et en Russie, particulièrement dans les campagnes, on mange les jeunes tiges et les feuilles en salade, ou cuites comme des herbes potagères. La fleur infusée dans le vin lui communique un bouquet qui flatte le goût, et la racine, dont l'odeur aromatique rappelle celle du girofle, parfume agréablement la bière.

Introduit dans les jardins, le *Primula veris* y a produit d'agréables et nombreuses variétés. Cette plante, dit *Linné*, annonce le retour des hirondelles et la floraison du sapin.

On rencontre presque partout, dans les Alpes, les Pyrénées, à des hauteurs plus ou moins considérables, le type de toutes les belles variétés de la Primevère Oreille d'ours (*primula auricula*, Linn.). Cette dernière suffirait seule pour nous donner une idée de l'inépuisable fécondité de la nature dans le mélange des couleurs, dans l'éclat de leurs nuances, tantôt fondues, tantôt nettement accusées par des taches dont les formes sont autant de dessins charmants, et naturellement autant de variétés.

Dans son lieu natal, ses feuilles sont larges, ovales, quelquefois entourées d'une ligne blanchâtre et scarieuse. L'ombelle est accompagnée d'un involucre à folioles courtes, un peu élargies, obtuses, farineuses, ainsi que les pédicelles. La couleur originelle de la Primevère paraît être le jaune ; elle est pourpre ou panachée de pourpre, de rouge et de blanc dans quelques variétés sauvages.

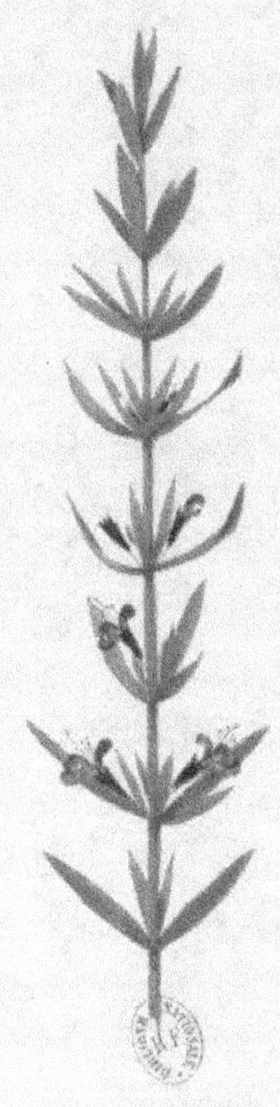

HYSOPE.

HYSSOPUS OFFICINALIS.

HYSOPE.

HYSSOPUS OFFICINALIS.

Famille des Labiées.

Etym. du grec *hyssopos*, nom d'une plante aromatique connue de Salomon, de l'hébreu *azob*, plante de bonne odeur.

Syn. vulg.: Hysope officinale.

Plante vivace, sous-frutescente, de 20 à 50 centimètres de hauteur. Tiges ligneuses dans leur partie inférieure, rapprochées en touffe, droites, rameuses, finement pubescentes et d'un vert clair. Feuilles lancéolées, linéaires, ou oblongues-lancéolées, entières ou entières-sinuées, sessiles, ordinairement glabres, vertes sur les deux faces, planes ou à bords un peu roulés en dessous, souvent munies à leur aisselle de fascicules de feuilles plus petites. Racine grosse, ligneuse, fibreuse, traçante. Fleurs d'un beau bleu, en glomérules axillaires pluriflores, rejetés d'un même côté de la tige, et rapprochés en épis terminaux feuillés. Calice tubuleux,

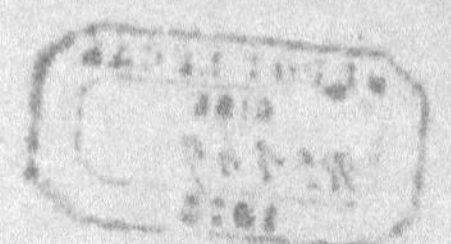

allongé, violacé, strié, à 5 dents aiguës. Corolle à tube égalant à peu près le calice, bilabiée ; lèvre supérieure redressée, un peu échancrée, l'inférieure à 3 lobes étalés. Etamines, 4, longuement saillantes hors de la corolle, akènes 4.

L'HYSOPE se trouve sur les murailles des vieux châteaux, dans les fissures des rochers, dans les montagnes, et sur les collines des départements méridionaux. Elle est souvent cultivée dans les jardins où elle fleurit de juillet à septembre.

L'odeur de cette plante est agréable et aromatique, d'une saveur chaude, piquante et amère, elle contient une huile volatile jaune, des principes amers, un peu de soufre et du camphre.

La réputation populaire de l'HYSOPE est des plus anciennes. Cette plante figurait parmi celles dont la culture était recommandée par les capitulaires de Charlemagne.

Les parties usitées sont les sommités fleuries et les feuilles. On les emploie à l'intérieur comme toniques, stomachiques, stimulantes, et surtout comme expectorantes dans les affections bronchiques pulmonaires ; dans l'atonie du canal intestinal, et enfin pour activer la secrétion urinaire et la menstruation.

Les qualités résolutives et vulnéraires de l'Hysope sont également utilisées à l'extérieur pour résoudre les ecchymoses en général et particulièrement celles des paupières.

En Perse, elle jouit de la réputation de donner de l'éclat au teint, aussi les femmes de cette contrée l'emploient-elles comme cosmétique. Outre les qualités de l'Hysope pour la médication du corps, cette plante était très en usage chez les anciens pour celle de l'esprit. C'est ainsi que nous voyons les Israélites, pour détourner le glaive de l'ange persécuteur qui frappait de mort les premiers nés d'Egypte, asperger le seuil de leurs maisons du sang de l'agneau immolé, avec un bouquet d'Hysope.

Les lépreux étaient arrosés du sang du passereau offert pour leur santé, avec la même herbe.

L'eau d'expiation s'aspergeait avec l'Hysope, ce qui avait lieu non-seulement en la loi des Juifs, mais aussi dans le paganisme; car les anciens n'estimaient pas suffisamment purifiés, ceux qui n'avaient pas reçu de l'eau avec cette plante lorsqu'ils entraient dans les temples de leurs dieux.

Plus tard, son prestige spirituel disparut, et l'Hysope ne servit plus aux profanes que pour aromatiser leurs ragoûts et leurs mains.

Mais si le prestige dont nous venons de parler fut perdu pour l'HYSOPE, la médecine domestique, qui aime les remèdes simples et faciles, lui a demandé bien souvent secours et lui a justement conservé une place dans son formulaire médicinal.

La récolte de l'HYSOPE peut se faire avant la floraison, pour les feuilles, mais on préfère les sommités fleuries. Ces dernières, à l'état sec, sont encore reconnaissables par la manière dont sont tournées les fleurs, et par ses rameaux carrés par le haut.

La dessiccation, qui diminue l'odeur de la plante, n'en diminue pas la saveur un peu amère, piquante et camphrée.

On prépare l'infusion des sommités fleuries à la dose de 8 à 15 grammes par litre d'eau, et un sirop avec 10 grammes de fleurs infusées par 100 grammes d'eau et 200 grammes de sucre.

A l'extérieur, les feuilles s'emploient en décoction pour fomentations, lotions et cataplasmes.

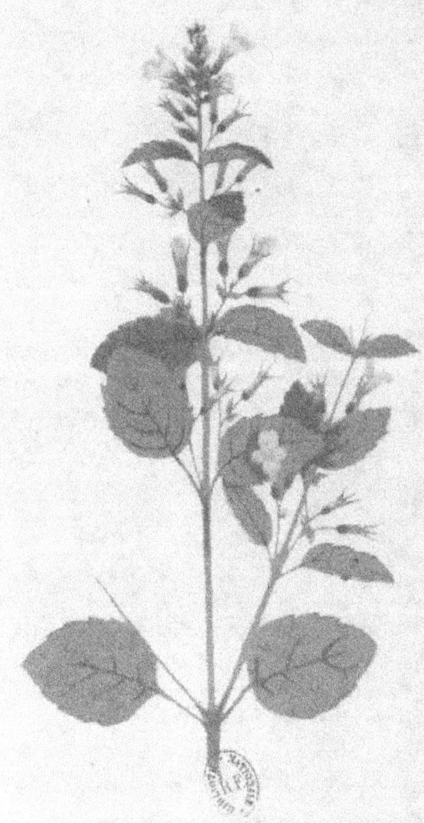

CALAMENT.

CALAMINTHA OFFICINALIS.

CALAMENT.

CALAMINTHA OFFICINALIS.

Famille des Labiées.

Etym. du grec KALOS (beau), et de MINTHÉ (menthe).

Syn. vulg.: Mélisse, Calament, Calament de montagne, Menthe de montagne.

Plante vivace à souche traçante. Tiges de 3-6 décimètres, dressées ou ascendantes, simples ou rameuses, pubescentes ou velues, feuilles opposées, assez grandes, ovales-obtuses, dentées à dents aigues, ou presque obtuses, pétiolées, pubescentes, grisâtres. Fleurs violettes ou purpurines sur des pédoncules axillaires, formant des espèces de verticilles munis de petites bractées. Calice ordinairement coloré, tubuleux, à dents longues et aigues, dont 3 en haut et 2 en bas plus longues, formant deux lèvres bien marquées. Corolle de une à deux fois plus longue que le calice, à tube ne dépassant pas ou dépassant longuement le calice.

Cette plante croît sur les coteaux arides, dans les pâturages secs et montueux, sous les buissons, et fleurit de juillet à septembre.

Le CALAMENT a une odeur aromatique très-agréable, et fort pénétrante, qui toutefois n'est pas celle de notre mélisse, mais qui se rapproche beaucoup de la menthe sauvage que le commerce de l'herboristerie de Paris substitue trop souvent au CALAMENT. L'action de cette plante est tonique, sudorifique, stimulante et antispasmodique. Elle s'emploie avec succès contre l'asthme et les catarrhes pulmonaires chroniques. Elle est également bonne pour stimuler les fonctions de l'estomac, et ranimer les forces générales.

Lemery, dans son dictionnaire des simples, recommande cette plante comme céphalique, diurétique et emménagogue.

Le Calament se prend en infusion théiforme, à la dose d'une pincée par demi-litre d'eau.

Il s'emploie en décoction comme résolutif, à l'extérieur.

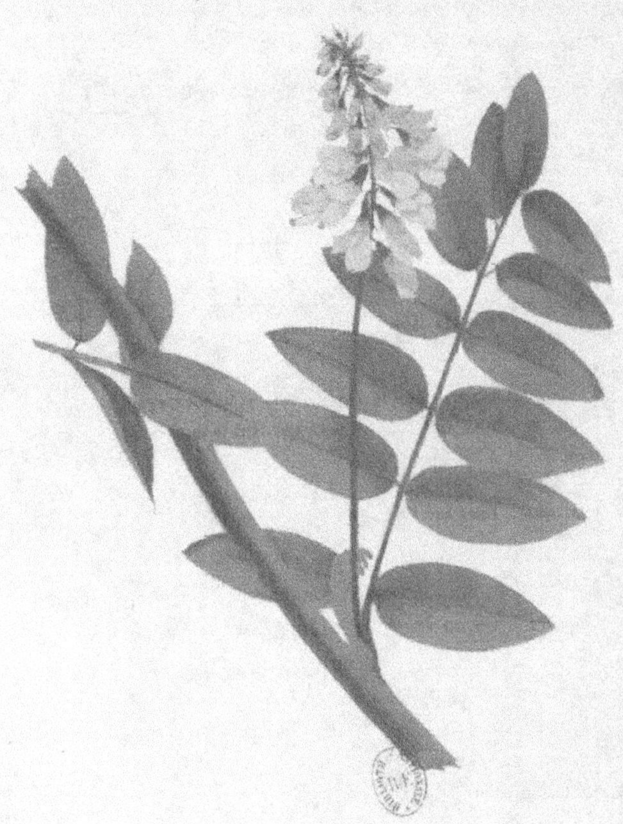

GALÉGA.

GALEGA OFFICINALIS.

GALÉGA.

GALEGA OFFICINALIS.

Famille des Papilionacées.

Etym.: On peut conjecturer que *Linné* a pris le nom espagnol GALLEGA, de cette plante, qui est indigène dans le midi de la France.

Syn. vulg.: Faux Indigo, Lavanèse, Rue-de-Chèvre.

Plante vivace, tiges dressées, rameuses, fistuleuses, striées, d'environ un mètre. Feuilles imparipennées à folioles nombreuses. Fleurs en grappes oblongues, blanches, rosées, violacées ou bleuâtres, dépassant ordinairement les feuilles, à pédicelle naissant à l'aisselle d'une bractée subulée qu'il égale environ. Corolle à étendard obovale-oblong égalant la carène. Légumes longs de 4-6 décimètres, atténués en pointe.

Étamines submonadelphes, le filet de l'étamine supérieure libre seulement dans sa moitié antérieure.

Le Galéga est originaire du midi de l'Europe. Il croît le long des ruisseaux et dans les prairies humides des Pyrénées. On le trouve en Lorraine et en Auvergne. Dans les environs de Paris, il est fréquemment cultivé dans les parterres et se rencontre çà-et-là, avoisinant les jardins d'où il s'est échappé. Il est très-rare dans nos environs, à l'état subspontané.

Fleurit de juin à août.

Le Galéga répand une odeur agréable, mais très-faible, et ses feuilles sont légèrement amères. Il a joui d'une grande réputation comme sudorifique, vermifuge, et surtout comme un puissant remède contre les fièvres pestilentielles, dans les maladies du cerveau, et particulièrement dans l'épilepsie des enfants.

Nous avons connu des enfants et même des hommes atteints de cette dernière maladie, qui ont été guéris avec cette plante. On objectera peut-être qu'on a souvent guéri des maladies graves, sans remèdes, ou du moins avec des tisanes très-innocentes, lorsque la nature était assez forte pour exciter une crise nerveuse. Que les sceptiques et les ennemis des simples doutent, ceci est leur affaire, nous rapportons des faits sans avoir la moindre prétention de les imposer.

Voici, du reste, comment nous avons vu employer le GALÉGA. Les feuilles avaient été récoltées avant l'épanouissement des fleurs, puis contusées dans un mortier ; dans cet état, on les mettait macérer dans du vin blanc pendant cinq à six jours, puis on filtrait et mettait en bouteille. On faisait prendre au malade, de cette liqueur, un verre chaque matin. Ce régime était suivi pendant quelque temps avec des intervalles de repos.

Les proportions sont de quatre poignées de feuilles pour un litre de vin.

Les vieux auteurs s'accordent à dire qu'il faut faire usage de ce breuvage pendant un an, avec des intervalles de trois mois.

Les feuilles sèches de GALÉGA s'emploient en infusion comme sudorifiques et antispasmodiques.

L'industrie avait pensé s'approprier cette plante parce que ses rapports d'organisation avec les indigotiers faisaient supposer qu'elle pourrait fournir une fécule bleue analogue à l'indigo : d'où le nom de faux indigo qu'on lui a donné. On en a obtenu, en effet, mais en trop petite quantité pour couvrir les frais d'extraction.

Dans certaines contrées de l'Italie, on mange les feuilles du Galéga comme herbe potagère, soit cuites, soit en salade.

A Cayenne, on emploie les graines du Galéga soyeux pour enivrer le poisson.

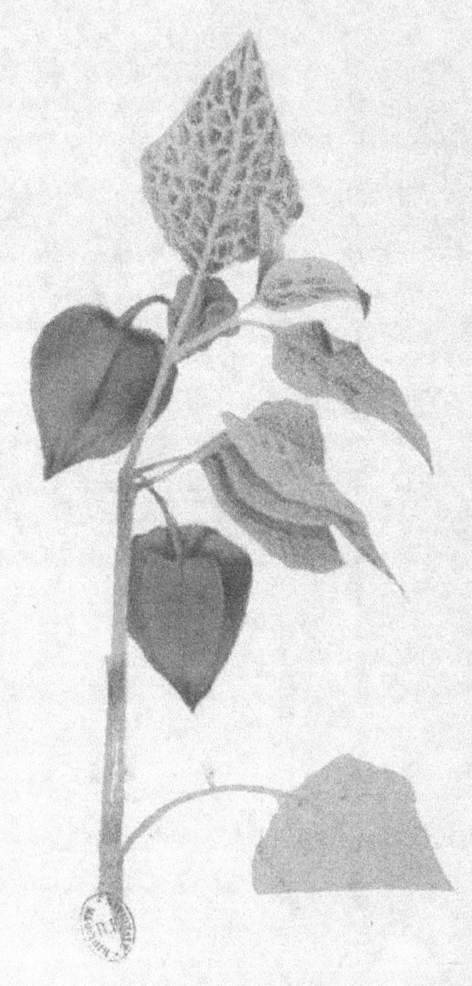

ALKÉKENGE.

PHYSALIS ALKEKENGI.

ALKÉKENGE.

PHYSALIS ALKEKENGI.

Famille des Solanées.

Etym.: Physalis, de ΦΥΣΑ (vent, vésicule), à cause de la
dilatation du calice de cette plante.

Syn. vulg.: Coqueret, Coquerelle, Cerise-d'hiver, Cerise-de-
Juif, Herbe-à-Cloques, Physale, Physallis.

Plante vivace herbacée, souche à rhizome rameux,
traçant. Tige de 30 à 50 cent. de haut, dressée, angu-
leuse, simple ou rameuse. Feuilles pétiolées, géminées,
glabres, ovales aiguës, entières supérieurement. Fleurs
blanches, assez grandes, à gorge verdâtre, solitaires.
Etamines 5, à filets assez longs. Calice florifère petit, velu,
à cinq divisions aiguës, le fructifère très-ample, vési-
culeux, veiné, réticulé, d'un rouge orange vif, à divisions conniventes, ombiliqué à la base. Baie globuleuse,

d'un rouge vif, de la grosseur d'une cerise, renfermée dans le calice, et ayant beaucoup de ressemblance avec l'amomum des jardins.

L'ALKÉKENGE croît dans les vignes, les champs cultivés et les haies ombragées; ses fleurs paraissent de juin à septembre, on ne doit récolter la plante qu'à l'époque de la maturité des fruits — octobre, novembre. — Les parties usitées sont les baies, les tiges, les feuilles et les capsules.

Les baies sont d'une amertume franche et d'une acidité sucrée qui n'est pas désagréable.

Cette plante est excitante, diurétique, tonique amère, ou fébrifuge, selon les parties utilisées.

Les baies s'emploient avec succès dans la gravelle, les rétentions d'urine, les hydropisies légères, la goutte, elles réussissent très-bien dans les malaises des reins et de la vessie.

Les feuilles, les tiges et les capsules quoique douées d'amertume s'emploient aussi comme diurétiques.

Selon le docteur *Gendron*, l'ALKÉKENGE produit d'excellents résultats comme fébrifuge.

Depuis très-longtemps les anciens avaient éprouvé les vertus de la baie comme diurétique et dépurative, ils l'employaient aussi pour guérir les coliques néphrétiques.

Chomel nous apprend qu'au temps des vendanges on faisait cuver avec le mout une quantité de ces fruits égale à celle des raisins ; un verre de ce vin était bu le matin à jeun contre les coliques dont nous venons de parler.

Quatre ou cinq de ces fruits écrasés dans un verre de vin blanc produisent encore le même effet.

A l'extérieur , les feuilles d'Alkékenge sont employées en cataplasmes comme émollientes et calmantes.

A l'intérieur les baies fraîches et mûres se prennent à la dose de 6 à 20 grammes par jour ; le suc jusqu'à 30 grammes. Elles font partie du sirop de rhubarbe composé.

L'infusion des baies se prépare à la dose de 15 à 60 grammes par litre d'eau.

La poudre (tiges, capsules, baies) : 4 à 16 grammes en une ou plusieurs fois dans de l'eau ou du vin comme fébrifuge.

Vin (30 grammes de feuilles , tiges ou fruits , par litre de vin à macérer pendant 8 jours : dose 15 à 30 grammes comme diurétique, 60 à 100 grammes comme fébrifuge.

Décoction pour lotions , fomentations ou injections calmantes de la plante entière. 60 à 120 grammes employés par litre d'eau.

L'Alkékenge étant une de nos meilleures plantes indigènes , on ne saurait trop le recommander.

En Espagne, en Suisse, et dans certaines contrées de l'Allemagne on en sert les baies sur les tables.

Dans les colonies d'Amérique où l'Alkékenge est très-commun, les enfants se régalent avec tant d'ardeur de son fruit qu'ils payent trop souvent leur gloutonnerie par de cruelles superpurgations.

Enfin dans quelques pays, on colore le beurre avec les folioles du calice de l'Alkékenge, et ce, sans aucun inconvénient.

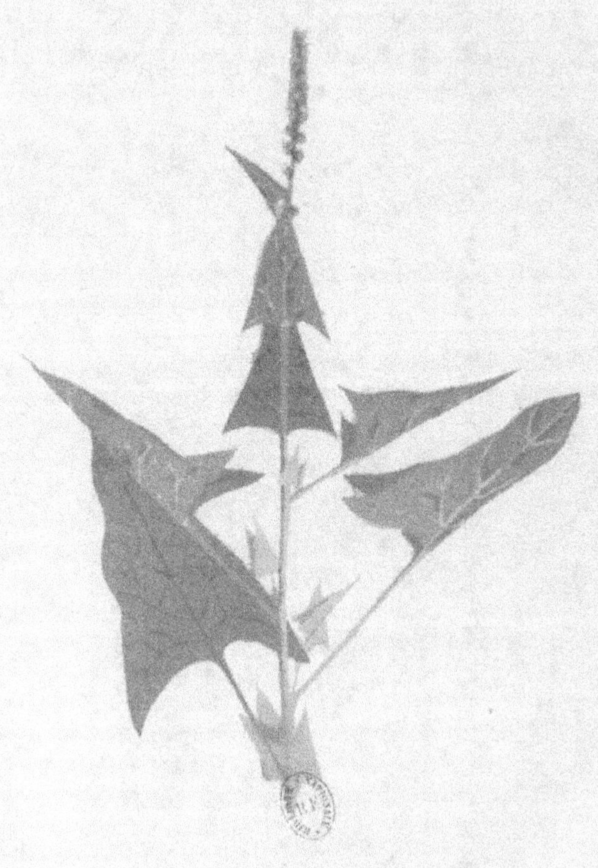

BON HENRI.

CHENOPODIUM BONUS HENRICUS.

BON-HENRI.

CHÉNOPODIUM BONUS HENRICUS.

Famille des Chénopodiacées.

Etym.: Chénopode, du grec: xєn (oie) et pous (pied): allusion
à la forme des feuilles.

Syn. vulg.: Toute-Bonne, Epinard sauvage, Herbe-du-Bon-
Henri, Anserine sagittée, Patte-d'Oie triangulaire, Sarron,
Serron.

Plante herbacée, vivace, à souche épaisse; tiges atteignant 40 à 80 cent. de haut, dressées, anguleuses,
presque simples. Feuilles pétiolées, larges, triangulaires, hastées, entières, comme couvertes de poussière. Fleurs très-petites disposées en glomérules
verdâtres, qui forment des grappes dépourvues de
feuilles. Calice à 5 sépales, le fructifère à sépales con-

nivents enveloppant incomplètement le fruit ; styles subulés, longs. Graines assez grosses à bords obtus.

Le Bon-Henri est commun dans les lieux incultes, au voisinage des bergeries, basses-cours, villages, pied des murs. Il est en fleur presque tout l'été.

Cette plante, inconnue aux botanistes anciens, a été considérée par ceux du moyen-âge, comme douée de qualités si excellentes qu'ils l'ont surnommée *Toute-bonne*.

Le Bon-Henri est autant alimentaire que médicamenteux.

Dans plusieurs pays, on mange ses jeunes pousses comme les asperges, et ses feuilles comme les épinards qu'ils remplacent très-bien.

C'est une nourriture assurément peu substantielle, mais qui jouit de propriétés laxatives et rafraîchissantes.

On peut donc s'en servir comme aliment ou comme médicament.

Dans ce dernier cas, on emploie ses feuilles et ses tiges en décoction pour préparer des lavements ou des fomentations.

Les feuilles pilées et réduites en pâte liquide avec du beurre frais appaisent les douleurs hémorrhoïdales et goutteuses.

Nous trouvons, en ce qui concerne la goutte, le topique suivant, recommandé particulièrement par *Simon Pauli*. Les douleurs occasionnées par cette affection sont trop cruelles et trop connues pour que nous ne fassions pas connaître la recette de ce topique, aussi simple que l'emploi peu dangereux.

La voici, copiée sur l'auteur :

« Prenez trois poignées de feuilles de Bon-Henri avant
» qu'il soit en fleur, fleurs sèches de sureau et de camo-
» mille, de chacune deux poignées ; hachez-les ensemble
» et faites-les bouillir dans quantité suffisante d'eau de
» sureau, jusqu'à ce qu'elles soient en pourriture (bouil-
» lie), ajoutez-y demi-once (15 gram.) de gomme
» caxagne, demi-gros (2 gram.) de camphre (pulvérisé)
» et faites-en un cataplasme. »

Ce remède est trop facile à faire pour excuser ceux qui ne l'expérimenteraient pas sous l'empire des douleurs goutteuses.

Enfin, il nous paraît utile d'attirer l'attention sur une plante très-rustique qui paraît être dans les meilleures conditions pour devenir un succédané des épinards et remplacer avantageusement toutes les herbes que maints restaurants nous servent sous le nom de ces derniers.

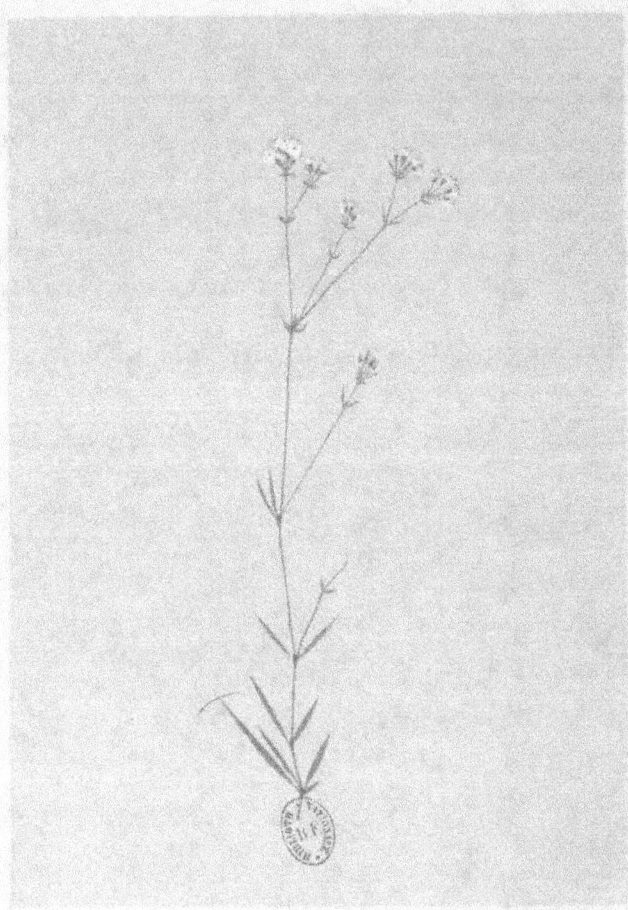

ASPÉRULE.

ASPERULA CYNANCHICA.

ASPÉRULE.

ASPERULA CYNANCHICA.

Famille des Rubiacées.

Étym. : Diminutif de ASPER (rude), de ce que ces plantes sont
hérissées de rugosités (1).

Syn. vulg. : Herbe à l'esquinancie, Aspérule à l'esquinancie,
Rubéole, Rubiole, Petite-Garance, Etrangle-Chien, Garance-
de-Chien.

Plante vivace à racine s'enfonçant profondément dans
le sol, donnant naissance à un grand nombre de tiges

---

(1) L'ASPERULA CYNANCHICA est la seule qui n'ait pas les aspé-
rités rugueuses auxquelles son espèce doit le nom d'ASPÉRULE.

stériles et de tiges florifères rapprochées en touffe.
Tiges de 10 à 30 ou 50 centimètres, selon la nature du
terrain dans lequel on la rencontre, lisses, étalées,
ascendantes diffuses, rameuses dès la base. Feuilles
étroites, linéaires, glabres, rassemblées par quatre
quelquefois par cinq ou six aux verticilles inférieurs,
simplement opposés aux verticilles supérieurs. Fleurs
petites, blanches ou roses, trifides ou quadrifides disposées en cimes terminales. Calice petit à quatre dents.
Corolle monopétale, étamines non saillantes. Fruit
consistant en deux capsules globuleuses, accolées, dont
chacune renferme une graine blanche.

Cette plante est commune sur les collines, dans les
prés arides, sur le bord des chemins, dans les endroits
incultes, sablonneux ou pierreux où elle fleurit de juin
à septembre.

Les propriétés médicinales de l'ASPÉRULE sont fort
contestées. Les uns, et ceux-là sont les anciens, lui
avaient reconnu des qualités détersives, dessiccatives,
même résolutives, bonnes à utiliser dans l'angine ou
l'esquinancie.

La plante sèche se préparait par infusion, laquelle
servait en gargarismes. On en pouvait faire aussi des
cataplasmes dont on a dit beaucoup de bien. Mais voici

que les modernes ont cru s'apercevoir que notre Aspérule
avait usurpé sa réputation et qu'elle ne guérissait rien
du tout. Entre ces derniers et les anciens, nous n'avons
pas à prononcer. Telle plante préconisée par un auteur
est suivie dans les effets qu'elle produit par un médecin
sans prévention , la même est repoussée par un autre
sans discussion ; peut-être faudrait-il à ce dernier plus de
temps pour la connaître , que pour en employer une plus
à sa main, plus à sa connaissance ; le dirons-nous :
plus exaltée.

Les appréciations des uns et des autres peuvent être
exagérées. Si d'un côté l'Aspérule a été trop vantée , de
l'autre, elle n'a sans doute pas été assez étudiée.

Ses propriétés médicinales manquent peut-être de
cette énergie que l'on demande à certains remèdes nou-
veaux, cela ne nous paraîtrait pas un motif pour ne pas
chercher l'application d'un principe dont l'action, pour
être lente , n'en saurait être pour cela moins salutaire.

La racine de l'Aspérule est employée dans la teinture
de la laine à qui elle communique une belle couleur
rouge.

C'est surtout dans le Nord que sa propriété tincto-
riale est utilisée.

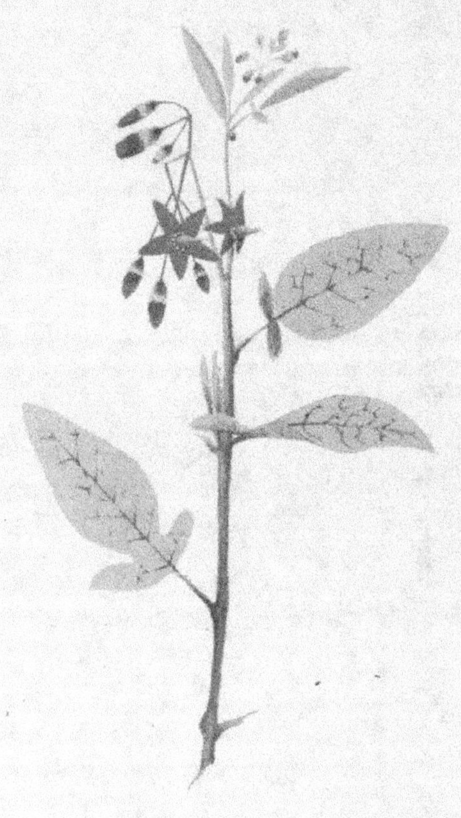

DOUCE-AMERE.

SOLANUM DULCAMARA.

DOUCE-AMÈRE.

SOLANUM DULCAMARA.

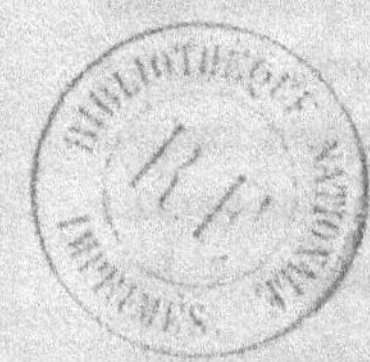

Famille des Solanées.

Etym.: Son nom se compose, comme on le voit, des deux qualificatifs qui lui sont propres.

Syn. vulg.: Morelle grimpante, Vigne sauvage, Vigne-de-Judée, Herbe-à-la-Fièvre, Loque, Broude, Crève-Chien, Courge, Herbe-à-la-Carte, Herbe-de-Judée, Vigne-Vierge.

Plante vivace, tiges ligneuses sarmenteuses, se soutenant sur les plantes voisines, rameuses, à écorce grisâtre. Rameaux flexueux. Feuilles alternes, lisses, pétiolées, entières ovales acuminées, plus ou moins cordées à la base, les supérieures souvent à trois lobes, dont le moyen est très-ample, les latéraux beaucoup plus petits, irréguliers. Fleurs assez petites, en grappes au haut des tiges sur un long pédoncule. Calice très-petit, à 5 lobes courts triangulaires. Corolle

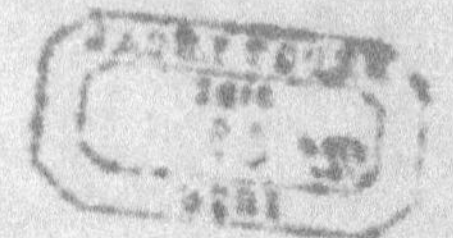

violette monopétale à 5 divisions ovales lancéolées, renversées en dehors, présentant à leur base deux taches glanduleuses vertes bordées de blanc. Étamines 5, dont les anthères oblongues et rapprochées forment une sorte d'ovoïde jaune qui laisse passer à son sommet le style. Baies ovoïdes, pendantes, rouges à leur maturité.

La Douce-Amère se rencontre sur le bord des eaux et des bois, dans les haies et les buissons, où souvent l'œil, trompé par l'apparence, prête au protecteur l'éclat de la plante protégée.

Juin-septembre.

La Douce-Amère est peu odorante. Sa saveur, d'abord douceâtre, devient de plus en plus amère quand on continue la mastication. Les jeunes tiges ont une odeur nauséabonde, désagréable, leur saveur justifie le nom de Douce-Amère, mais en transposant les deux mots, car, chez elles, c'est l'amertume qui se manifeste la première.

Cette plante contient de la solanine, des sels à base de chaux et de potasse, et une matière amère-sucrée.

La Douce-Amère est tout-à-la-fois sudorifique, dépurative et narcotique, elle convient dans les affections vénériennes, rhumatismales, goutteuses chroniques, les dartres, les scrofules, les engorgements des viscères abdominaux, dans tous les cas, enfin, où il est nécessaire de dépurer les humeurs.

Swediaur la recommande dans les affections syphilitiques de la peau. *Matthiole, Dioscoride, Chomel* et autres vieux auteurs, ont vanté la Douce-Amère dans l'hydropisie, la jaunisse et les maladies de la peau. Les dames de leur temps, disent *Matthiole* et *Chomel*, se servaient des fruits de cette plante pour faire disparaître les taches de rousseur et les lentilles du visage.

La Douce-Amère, donnée à forte dose, occasionne des nausées, des vomissements, de l'anxiété, des picotements dans diverses parties du corps, quelquefois un prurit des organes génitaux, une abondante sécrétion d'urine, des sueurs, des crampes, de la pesanteur de tête, des vertiges, des étourdissements, en un mot, la série des symptômes qui annoncent l'absorption d'un principe vénéneux tel que celui qu'on rencontre dans d'autres plantes du même genre et signalées comme dangereuses, mais beaucoup moins actif que celui de la Belladone et autres solanées vireuses. Chez certains individus, ce principe vénéneux ne produit aucun effet, mais en général, quand la Douce-Amère est employée à dose un peu forte, elle ne laisse pas que de produire certains des symptômes dont nous venons de parler, mais il n'y a pas lieu de s'en préoccuper quand le médecin a dosé. Sans ce dernier, le mieux est de commencer l'emploi de la Douce-Amère dans de petites proportions que l'on augmente peu à peu sans danger.

On croit généralement que les fruits de cette plante sont un poison violent pour les chiens ; mais il résulte des expériences faites, que ces animaux en peuvent absorber impunément de 50 à 150. Les feuilles de la Douce-Amère n'ont pas plus d'action que les fruits. Les tiges de cette plante sont les seules parties qui jouissent d'une énergie connue de tout le monde.

On prépare avec les tiges (15 à 18 gram. par litre d'eau), une décoction prolongée sur un feu doux jusqu'à réduction d'un tiers.

Les feuilles peuvent être employées en cataplasmes sur les blessures légères et les contusions.

Les tiges, une fois récoltées, sont séchées à l'ombre et coupées en tronçons de 3 à 5 cent. de largeur, puis ensachées pour être conservées en lieu sec.

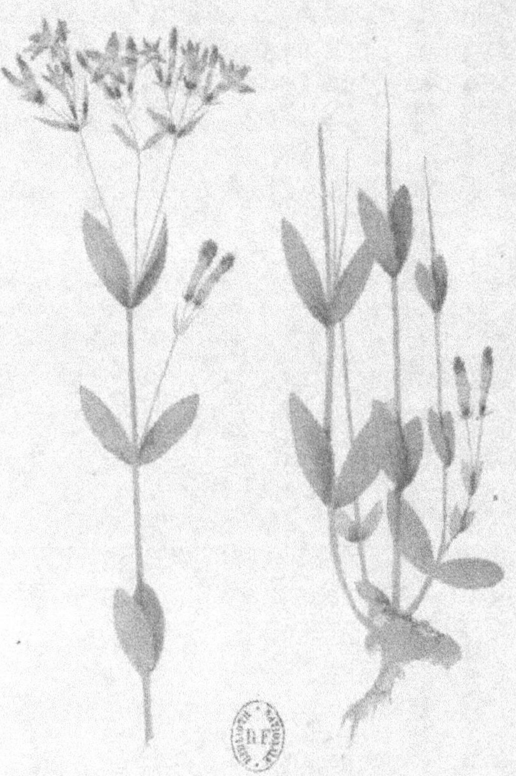

PETITE CENTAUREE.

ERYTHRÆA CENTAURIUM.

PETITE CENTAURÉE.

ERYTHRÆA CENTAURIUM.

Etym.: Du CENTAURE *Chiron*, parce qu'elle passait pour l'avoir
guéri d'une blessure qu'il s'était faite au pied.

Syn. vulg.: Chironée, Herbe-au-Centaure, Herbe-à-Chiron,
Herbe-à-la-Fièvre, Fiel-de-Terre, Gentiane, Centaurée, Cen-
taurelle, Herbe-à-mille Florins.

Plante herbacée bisannuelle. Tige de 30 à 40 cent.,
dressée, rameuse, à rameaux opposés, et marquée de
lignes saillantes. Feuilles ovales ou oblongues, les
radicales disposées en rosette. Fleurs petites, roses,
en cimes rapprochées en corymbe. Calice tubuleux à
cinq divisions linéaires. Corolle infundibuliforme à
limbe 5-partit; étamines 5 se roulant en spirale après
la fécondation. Ovaire allongé mince. Capsule linéaire
polysperme.

Cette jolie petite plante croît dans les bois, les prairies, les pâturages et les bruyères. Fleurit de juin à septembre.

L'herbe au CENTAURE était en grande estime dès les temps les plus reculés. De vieux auteurs ont écrit que la plante pilée fraîche était employée pour souder les plaies, mondifier les ulcères et les cicatriser. La décoction prise en lavement était recommandée aux sciatiques. On en faisait aussi un collyre en mélangeant son jus avec du miel.

Nous n'avons pas connaissance que la PETITE CENTAURÉE ait été utilisée comme fébrifuge. *Galien*, qui en fait le plus grand cas, ne paraît la préconiser que pour la guérison des plaies.

Cette plante est douée d'une amertume franche dans toutes ses parties, aussi est-elle mise au rang des espèces amères, et est-elle considérée avec raison aujourd'hui, comme un excellent tonique, très-efficace dans l'atonie des organes digestifs, les affections scrofuleuses, la dyspepsie, les fièvres quotidiennes intermittentes, etc., etc. C'est une de nos plantes médicinales les plus usitées, que l'on emploie quelquefois comme succédané du quinquina.

Les sommités fleuries qui ont beaucoup d'amertume bien que la racine et les feuilles en aient encore davantage, sont ordinairement employées en infusion à la dose de 10 à 30 grammes par litre d'eau.

On fait également avec la PETITE CENTAURÉE une infusion vineuse qui sert à dissiper la flatulence et tonifier l'organe digestif.

Ce vin se prépare en prenant 60 grammes de cette plante — tige, feuilles et fleurs — hachées menu, 15 grammes baies de genièvre contusées ; on fait macérer le tout à froid dans un litre de vin blanc pendant quatre ou cinq jours, on décante et conserve pour l'usage. Le matin à jeun un verre à Bordeaux.

La décoction de la PETITE CENTAURÉE teint la laine en jaune verdâtre, si on y ajoute de l'alun en jaune citron foncé, si c'est du sulfate de fer en brun verdâtre.

Le jour où le bon goût s'en mêlant il sera possible de voir nos parterres s'émailler des charmantes couleurs de la PETITE CENTAURÉE, nous aurons des bordures ou des massifs d'un rose qui échappe à toute comparaison.

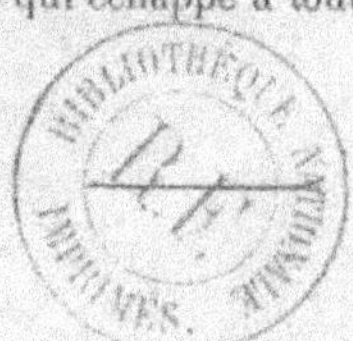

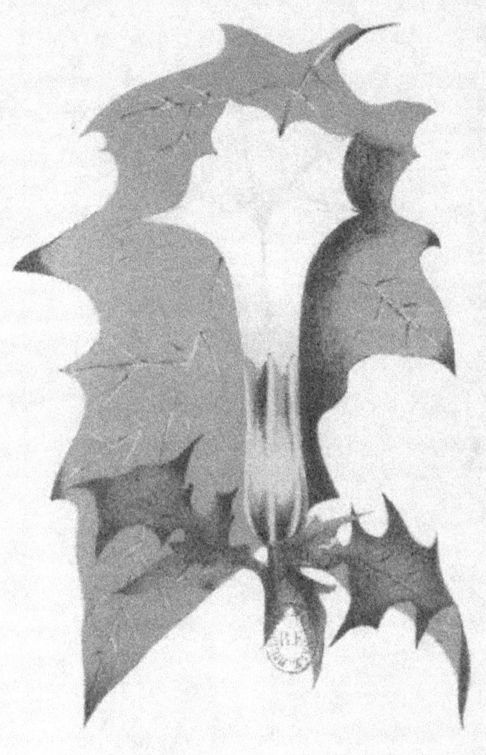

STRAMOINE.

DATURA STRAMONIUM.

STRAMOINE.

DATURA STRAMONIUM.

Famille des Solanées.

Etym.: D'après certains auteurs, le nom de DATURA viendrait du Persan TATULA, du radical TAL (piquer), par allusion à l'enveloppe épineuse du fruit.

Syn. vulg.: Pomme épineuse, Pomme-de-Vallée, Pomme-du-Pérou, Pomme-du-Diable, Pomette, Herbe-du-Diable, Herbe-aux-Sorciers, Herbe-des-Magiciens, Herbe-à-la-Taupe, Herbe-des-Démoniaques, Chasse-Taupe, l'Endormie, Jusquiame-du-Pérou, Estramon, Trompette-du-Jugement, l'Endormouse, Put-Put.

Plante annuelle de 4 à 10 décim. de hauteur environ. Racine rameuse, fibreuse, blanchâtre. Tige robuste, dressée, cylindrique, creuse, rameuse, diffuse, glabre. Feuilles alternes, glabres, d'un vert sombre, longuement pétiolées, assez amples, ovales, acuminées, sinuées anguleuses à dents larges acuminées. Fleurs très-grandes, solitaires à l'angle des bifurcations ra-

meuses. Calice longuement tubuleux à cinq dents pointues. Corolle blanche infundibuliforme, très-allongée, à
cinq plis longitudinaux, à lobes brusquement acuminés
en une pointe subulée. Capsule dressée, ovoïde,
chargée d'épines robustes, présentant à sa base un
anneau membraneux réfléchi constitué par la portion
persistante du tube du calice. Graines noires, assez
grosses, à surface chagrinée.

La Stramoine croît dans les lieux incultes, les décombres, aux environs des jardins et des villages où
elle fleurit tout l'été.

Cette plante originaire de l'Inde, s'est tellement multipliée dans toutes les contrées de l'Europe, qu'on peut
la considérer comme indigène. Elle est herbacée,
quoique très-forte, d'une odeur vireuse et d'une saveur
amère.

La Stramoine est un des plus puissants narcotiques
que l'on connaisse; son action sur l'économie est ré-
putée plus délétère encore que celle de la belladone.

Prise intérieurement, elle produit des vertiges,
la perte de la mémoire, un délire souvent furieux, une
soif ardente, des convulsions, une sorte d'ivresse, la
paralysie des membres, la perte de la voix, des sueurs
froides, etc., enfin la mort.

Cette dernière arrive ordinairement au bout de dix à quinze heures.

Les semences mises en macération dans du vin font de ce dernier un breuvage qui amène vite un sommeil léthargique.

Deux grammes seulement de ces semences en poudre, mélangés à quelque liqueur agréable, suffisent pour constituer un puissant auxiliaire à certaines femmes indiennes qui s'en servent pour endormir puis détrousser les malheureux qu'elles attirent par leurs charmes.

L'histoire est pleine d'histoires de bandits effrontés, connus sous le nom d'*endormeurs*, qui n'usaient pas d'un autre moyen que celui des courtisanes de l'Inde, pour voler les voyageurs et commettre mille atrocités. La poudre des feuilles de Stramoine mélangée au tabac à priser, ou une infusion de ces mêmes feuilles mélangée avec du vin, leur procuraient aisément le moyen de vaincre sans péril.

Les noms sous lesquels la Stramoine est connue indiquent assez que les sorciers et les enchanteurs en titre, procuraient aux amants malheureux, des plaisirs, qu'ils trouvaient au milieu des hallucinations d'une ivresse dangereuse.

Ce fut en 1763 que *Storck*, employa le premier, à

l'intérieur la Stramoine , qui jusqu'alors n'avait pour ainsi dire pas été utilisée en médecine. Frappé de son action sur le cerveau, ce célèbre médecin l'expérimenta dans les maladies chroniques de cet organe, telles que la folie, l'épilepsie et la chorée. Les résultats qu'il obtint eurent de nature à encourager les praticiens, et de tous côtés on répéta ses essais. De nombreuses observations furent publiées pour démontrer son efficacité dans la manie. Le champ de l'expérimentation s'étendit bientôt aux névralgies et aux névroses, à l'asthme, au rhumatisme, etc., et on reconnut qu'elle réussissait particulièrement dans le traitement du tic douloureux. La Stramoine st encore très-vantée contre les spasmes de la poitrine et des bronches , principalement dans l'asthme essentiel. Le mode d'administration préféré est l'aspiration de la fumée au moyen de la pipe ou de la cigarette.

Sous forme d'extrait les feuilles de Stramoine sont employées par quelques médecins dans le traitement du rhumatisme chronique , c'est à ceux-là qu'il faut recourir pour le dosage de ce puissant et dangereux médicament, dont l'application diffère suivant l'intensité du mal et la constitution des malades.

On a beaucoup préconisé l'extrait des semences de cette plante, à dose croissante jusqu'au délire, contre les rhumatismes articulaires aigus.

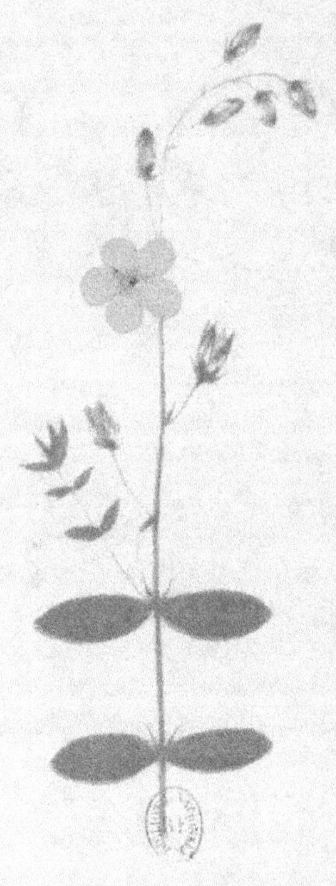

HÉLIANTHÈME.

HELIANTHEMUM VULGARE.

A l'exterieur, il s'emploie en onguent ou en liniment dont on frictionne les parties atteintes de névralgie.

Le premier se prépare avec deux grammes d'extrait pour 60 d'axonge et le second avec la même quantité d'extrait et 125 grammes d'huile d'olive.

Pour fomentations on emploie 20 à 60 grammes des feuilles par litre d'eau.

En fumigations, on mélange parties égales de feuilles de sauge et de STRAMOINE que l'on fume comme nous l'avons déjà dit. Il ne faut que 75 centigrammes par pipe ou cigarette et n'aller jusqu'à deux par jour qu'en commençant par la moitié d'une.

Pour ceux qui ont l'habitude du tabac à fumer on remplace la sauge par ce dernier.

En chambre close, la fumée des feuilles sèches jetées sur des charbons ardents, soulage souvent les malades.

Les propriétés délétères du DATURA n'ont pas empêché nos horticulteurs de s'en emparer et de le cultiver comme plante d'agrément et d'ornement. C'est ici le superbe FLORIBONDIA ou DATURA ODORANT dont les fleurs évasées et pendantes d'une longueur dépassant souvent 35 centimètres, sont d'une dimension et d'une blancheur remarquables. Vers le soir et pendant la nuit elles exhalent une odeur à la suavité de laquelle il faut savoir se soustraire, car il serait dangereux de la respirer trop longtemps.

Cette plante qui avait été observée au Chili où elle porte le nom de FLORIBONDIO , a été introduite en Europe par *Dombey*.

On la multiplie facilement de boutures , de drageons, et même de graines, mais il faut pendant l'hiver, l'abriter dans la serre tempérée.

On cultive depuis longtemps le DATURA FASTUEUX — DATURA FASTUOSA, Linn. — sous le nom de TROMPETTE DU JUGEMENT ; plante remarquable par ses belles fleurs à long tube évasé en pavillon de trompette, d'un beau pourpre violet en dehors , d'un blanc de lait en dedans et d'une odeur assez agréable. Il est à remarquer que dans cette espèce on rencontre quelquefois une même fleur renfermant les unes dans les autres , deux ou trois corolles semblables.

Le DATURA est employé contre la sciatique , et son principe actif est la daturine (alcaloïde cristallisable).

Le contre-poison de cette plante vénéneuse est le vinaigre , après les vomitifs.

HÉLIANTHÈME.

HELIANTHEMUM VULGARE.

Famille des Cistinées.

Etym. : Du grec ELIOS (soleil), et ANTHOS (fleur).

Syn. vulg. : Fleur-du-Soleil, Herbe-d'Or, Hélianthème commun, Hysope-des-Garigues, Ciste-Bas, Hysope-de-Haies, Panacée-de-Chiron.

Plante vivace. Tiges grêles, sous-frutescentes, de 1-4 décim., diffuses, étalées, rameuses, pubescentes. Feuilles opposées, brièvement pétiolées, oblongues, à bords un peu roulés en dessous, à face supérieure verte à poils raides couchés, à face inférieure ordinairement tomenteuse, blanchâtre, munies de stipules lancéolées-linéaires un peu plus longues que le pétiole. Fleurs jaunes disposées en grappes terminales, courtes, pauciflores, courbées avant l'épanouissement, accompagnées de bractées. Pédicelles fructifères ordinairement réfléchis. Etamines en nombre indéfini. Style au moins deux fois plus long que l'ovaire. Fruit capsulaire, polysperme.

Cette plante est commune sur les pelouses sèches, aux lieux arides et dans les clairières des bois.

Elle fleurit de juin en août.

L'Hélianthème faisait autrefois partie du genre cistus, type des Cistinées. Si l'on en excepte quelques espèces qui fournissent cette gomme-résine connue sous le nom de Ladanum, les cistes ne sont d'aucun usage en médecine ou dans l'économie domestique. On en cultive quel-uns à cause de la beauté de leurs fleurs ; les autres, en très-grand nombre, font l'ornement des lieux qu'ils habitent, la plupart ne croissent que dans les contrées méridionales de l'Europe, surtout les cistes proprement dits, et n'existent pas aux environs de Paris à l'état spontané.

Cependant, notre Hélianthème vulgaire paraît faire exception quant aux propriétés médicinales, puisqu'il possède des qualités vulnéraires que, dans quelques localités, on utilise pour arrêter les cours de ventre et les hémorrhagies légères.

Il s'emploie en décoction.

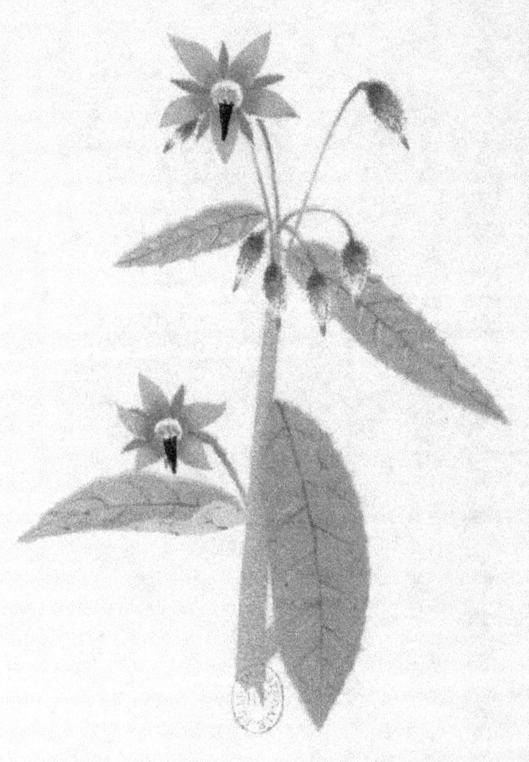

BOURRACHE
BORRAGO OFFICINA'IS.

BOURRACHE.

BORRAGO OFFICINALIS.

Famille des Borraginées.

Etym. : D'après les uns, le nom de Bourrache proviendrait du
mot arabe ABOU-RACH (père de la sueur); elle serait originaire
d'Afrique et aurait été introduite en Espagne par les Maures.
D'après les autres, elle dériverait de cor (cœur), et d'AGO
(j'agis), par allusion aux propriétés qu'on attribuait à la Bourrache, d'où ce proverbe latin : « *Dicit borrago : gaudia cordis
ago.* » Le nom de Borago ou Borrago nous paraît être en effet
une corruption ou une modification de Corago ou Corrago.

Syn. vulg. : Bourrache officinale, Bourrache-à-fleurs-bleues,
Buglose-à-larges-feuilles, Borache, Bourroche, Langue-de-
Bœuf.

Plante annuelle. Racine longue, tendre, pivotante,
blanchâtre, de la grosseur du doigt. Tige de 30 à
80 cent., épaisse, succulente, dressée, très-rameuse,
hérissée de longs poils raides. Feuilles hérissées, ciliées, légèrement bosselées, les inférieures ordinairement très-amples, atténuées en un long pétiole, irrégu-

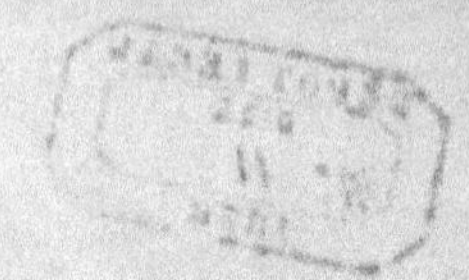

lièrement crénelées, les supérieures rétrécies au-dessus de la base qui s'élargit pour embrasser la tige. Fleurs bleues ou roses, plus rarement blanches, à anthères noires et à appendices de filets d'un violet foncé. Calice monosépale étalé 5 fide. Corolle rotacée à limbe 5-partit, à divisions lancéolées, tube presque nul. Etamines 5, attachées à la gorge de la corolle, formant par leur rapprochement une espèce de cône aigu, alternant avec 5 appendices saillants et creux situés à la base des divisions du calice. Graines noirâtres, osseuses.

Plante cultivée dans les jardins ; fréquemment subspontanée dans le voisinage des habitations.

Juin-octobre.

La Bourrache officinale paraît être, — malgré l'étymologie Arabe que quelques-uns nous donnent, — originaire de l'Asie-Mineure, mais elle s'est multipliée d'elle-même depuis un si grand nombre d'années dans les lieux cultivés en Europe, notamment dans plusieurs départements de la France, qu'elle y pousse à l'état sauvage.

C'est la plante la plus usitée et la plus vulgaire de la famille à laquelle elle a donné son nom. Comme la plupart des Borraginées, elle fournit un suc mucilagineux et du nitrate de potasse.

Désignée sous le nom de Buglossum verum par les anciens auteurs, la Bourrache était employée, dit

Galien, comme plante chaude et humide, convenant, étant cuite et prise en eau miellée, pour les maux de gorge accompagnés de toux.

Elle faisait autrefois partie des quatre fleurs cordiales.

Utilisée comme émolliente, diurétique et sudorifique, on en a obtenu les meilleurs résultats dans les fièvres inflammatoires, bilieuses, muqueuses, le catarrhe pulmonaire, le rhumatisme aigu, les affections éruptives, telles que la rougeole, la variole, la scarlatine, la miliaire, etc.

La Bourrache diminue la plasticité du sang et tempère la chaleur fébrile.

Les tisanes de cette plante appartiennent, dit *Roques*, à la méthode qu'on appelle tempérante, antiphlogistique, après les évacuations sanguines que l'état inflammatoire rend indispensables, peut-être vaudrait-il mieux s'en tenir à ce genre de remèdes simples, que de faire une médecine plus compliquée, plus riche, plus savante.

Outre ses propriétés médicinales, la Bourrache, dans plusieurs contrées de l'Europe, notámment dans le Nord, est utilisée comme plante alimentaire. On fait entrer les jeunes feuilles dans les potages, ou bien on les mange frites. On les confit aussi dans du vinaigre, comme les cornichons; on s'en sert pour accompagner les viandes. Les fleurs de Bourrache accompagnent aussi très-bien celles de capucine pour orner les salades que quelques amateurs mangent avec elles.

Les abeilles en recherchent avidement les fleurs, d'autant plus précieuses pour elles qu'elles continuent de s'épanouir jusqu'à la fin de l'automne.

Les Anglais contusent la plante et en préparent une boisson prétendue très-rafraîchissante dont ils se désaltèrent pendant les grandes chaleurs.

La tisane de Bourrache se prend soit en infusion, soit en décoction.

L'infusion des fleurs se fait comme celle du thé. Deux fortes pincées pour un litre d'eau, laisser infuser une demi-heure au moins.

La décoction se fait avec les tiges et les feuilles, une bonne poignée par litre d'eau, laisser bouillir doucement un quart-d'heure, édulcorer avec du miel.

On doit avoir soin de passer, soit infusion, soit décoction, à travers un linge fin, car il arrive parfois que sans cette précaution, quelques poils de la plante s'arrêtent un instant dans la gorge, où leur rudesse provoque le besoin de tousser ou des démangeaisons fort désagéables.

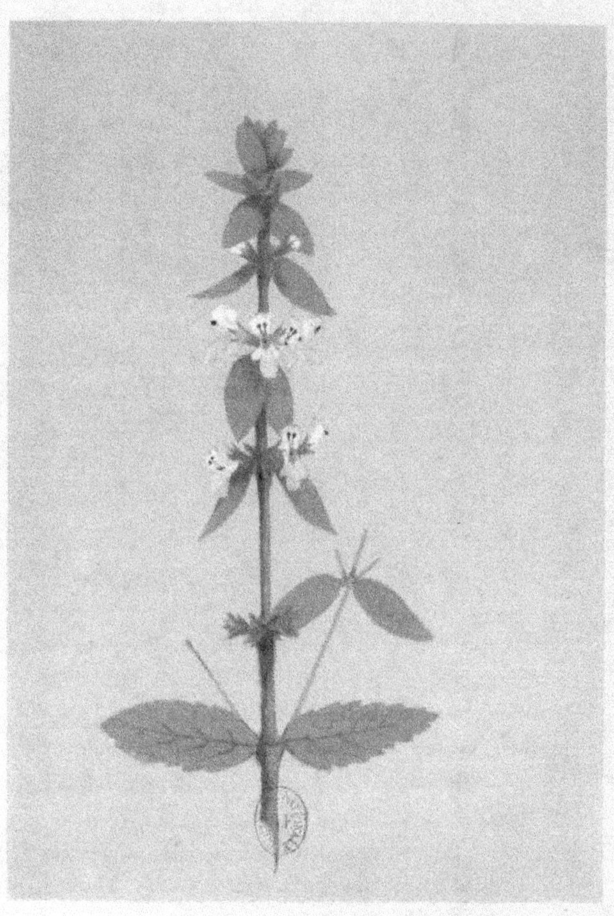

EPIAIRE.

STACHYS ANNUA.

ÉPIAIRE ANNUELLE.

STACHYS ANNUA.

Famille des Labiées.

Etym. : Du grec STACHUS (épi), par allusion à la disposition des fleurs.

Syn. vulg. : ÉPIAIRE.

Plante annuelle à racine pivotante. Tige de 10 à 30 cent. rameuse, dressée, presque glabre. Feuilles glabres, ovales lancéolées, obtuses, crénelées ou dentées, ordinairement atténuées à la base, pétiolées ; les supérieures souvent entières, lancéolées, terminées en pointe épineuse courte, subsessiles. Glomérules 4-3 flores, disposées en épi. Calice velu, à dents lancéolées linéaires. Corolle blanchâtre à lèvre inférieure jaune, à tube dépassant ordinairement le calice. Étamines 4, les deux inférieures plus longues, se rejetant latéralement en dehors de la corolle après la fécondation.

Cette plante est fort commune sur le bord des chemins, dans les bois, les terrains maigres et les coteaux calcaires. Elle fleurit de juin à septembre.

Comme la plupart de ses congénères, l'Épiaire annuelle est amère et exhale une odeur assez désagréable qui disparaît après la dessiccation.

Elle était jadis employée comme emménagogue et antiscorbutique. Dans quelques contrées, elle est encore en usage comme vulnéraire.

Les Stachys paraissent aujourd'hui entièrement abandonnés par la médecine, cependant, il en est quelques-uns qui attirent les regards par certaines particularités, et dont les propriétés pourraient fort bien ne pas être aussi insignifiantes qu'on le prétend.

Du nombre de ceux-là est le Stachys d'Allemagne (Stachys Germanica), auquel on donne parfois le nom d'Épi fleuri; on le rencontre au milieu du gazon des coteaux, où son duvet blanc et cotonneux, ses beaux épis pourprés attirent et charment les yeux des plus indifférents.

Le Stachys des Bois (Stachys sylvatica), que l'on trouve dans les endroits couverts et humides des bois, où il semble vouloir cacher aux yeux les poils grisâtres de ses grandes feuilles ovales, dentées en scie, et soustraire à l'odorat son odeur fétide, qui l'a fait justement surnommer ORTIE PUANTE. Ses fleurs sont d'un pourpre vif et foncé. On prétend qu'il donne une teinture jaune, et que ses tiges sont textiles.

Il est tonique, emménagogue et diurétique.

Les lieux humides et les marais sont les stations du STACHYS-DES-MARAIS (Stachys palustris), appelé ORTIE MORTE, à cause de la tonalité du vert de son triste feuillage. Ses fleurs sont purpurines, panachées de jaune. On dit que le cochon est très-friand de ses racines épaisses et charnues, et qu'il se donne beaucoup de mal pour bouleverser le terrain où son flair les lui a signalées.

On obtient du STACHYS PALUSTRIS une fécule dont on peut retirer de l'amidon et qu'en temps de disette on est heureux de mêler au pain. On a donné à cette plante, comme à quelques autres, le nom de Crapaudine, parce que les crapauds passent pour être très-sensibles à son odeur et la rechercher pour cela.

Cette plante passe aussi pour être fébrifuge, astringente et vulnéraire.

Enfin le STACHYS DROIT (Stachys recta), surnommé

Crapaudine, hante les pelouses sèches, le bord des chemins et les endroits pierreux. Ses fleurs blanches sont tachées de noir.

Le STACHYS DROIT passe pour être excitant et vulnéraire.

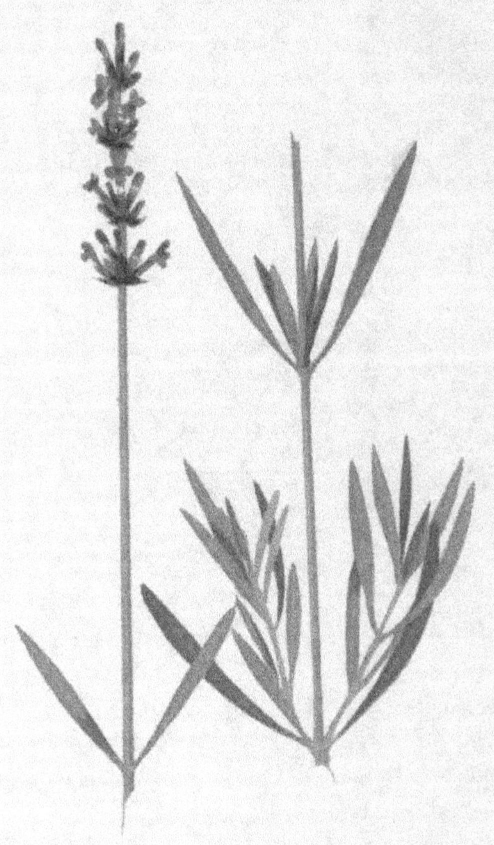

LAVANDE.
LAVANDULA VERA.

<hr>

LAVANDE.

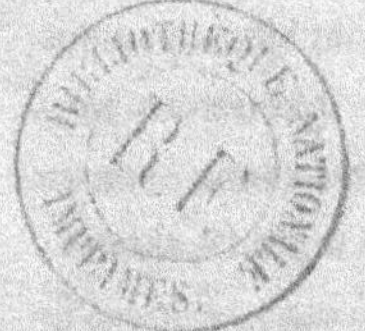

LAVANDULA VERA.

<hr>

Famille des Labiées.

Étym.: Du latin LAVARE (laver, baigner), mots se rapportant à
l'emploi que l'on fait de la Lavande pour aromatiser les bains.

Syn. vulg.: Lavande officinale, Spic, Aspic, Espic, Espidet,
Spicanard commun, Garde-Robe, Lavande mâle, Nard d'Italie, Nard faux, Badase.

Plante vivace, sous-frutescente. Tiges de 30 à 60 cent.,
ligneuses à la base, rameuses, rapprochées en touffes,
les rameaux florifères nus au-dessous des fleurs dans la
plus grande partie de leur longueur. Feuilles opposées,
sessiles, étroites-oblongues, à bords roulés en-dessous.
Fleurs bleues, parfois blanches, disposées en verticilles
ou glomérules par 3-5, qui forment des épis grêles
interrompus à la base et qui sont munis de 2 bractées

étroites. Calice bleuàtre, tomenteux, à dent supérieure prolongée en un appendice en forme d'opercule. Corolle à tube saillant hors du calice, bilabiée, à lèvre supérieure bilobée, l'inférieure trilobée à lobes presque égaux. Étamines 4, incluses, les inférieures plus longues ; style filiforme de la longueur du tube, sur un ovaire quadrilobé qui se convertit en 4 petits akènes, lisses, oblongs.

La LAVANDE est originaire de l'Europe méridionale, où elle croît spontanément dans les lieux secs et pierreux. On la cultive fréquemment dans les jardins, où elle fleurit de juin à septembre. Là, elle se trouve en compagnie et souvent confondue avec la LAVANDE-SPIC qui, du reste, lui ressemble beaucoup. De ces deux, *Linné* n'avait fait qu'une seule espèce qu'il appelait LAVANDULA-SPICÆ. Celle-ci se distingue de celle-là par ses bractées linéaires, par une odeur et une saveur plus prononcées et par des propriétés plus actives que ces dernières, laissent facilement supposer.

Les LAVANDES répandent une odeur aromatique très-agréable, leur saveur est chaude et un peu amère. Elles contiennent une huile volatile, jaunâtre, àcre, aromatique, d'une odeur très-pénétrante, et beaucoup de camphre.

La Lavande officinale, dont il est principalement question ici, est tonique, stimulante, résolutive et antispasmodique. Bien qu'elle s'emploie plus souvent comme parfum que comme médicament, on la recommande néanmoins dans les affections atoniques et scrofuleuses, dans la chlorose, les vapeurs, les spasmes, l'hystérie; dans les catarrhes entretenus par une faiblesse générale, comme la bronchite chronique, l'asthme humide, etc.

A l'extérieur, la Lavande est employée comme stimulant résolutif. On en prépare des bains aromatiques, des sachets qu'on applique sur les engorgements atoniques, des coussins, sur lesquels on couche les enfants scrofuleux, à l'effet de les fortifier. La teinture alcoolique de la Lavande a été employée en gargarismes contre la paralysie de la langue et du bégaiement. L'eau distillée additionnée d'alcool en diverses proportions, est souvent prescrite pour lotions contre les boutons de la couperose.

Nous devons nous hâter de dire que toutes les plantes stimulantes, telles que les Lavandes, ne doivent jamais être employées à l'intérieur, lorsqu'il existe de la chaleur à la peau, une certaine irritabilité des tissus, une disposition aux congestions de la tête, de la soif, de l'inflammation à l'estomac, etc., etc.

La récolte de la Lavande doit se faire avant l'épanouissement des fleurs ; la plante possède alors tous ses principes actifs.

On emploie les sommités fleuries ainsi que les feuilles en infusion theïforme plus ou moins chargée. L'huile volatile (essence de Lavande), à la dose de 5 à 6 gouttes, s'administre dans quelques cuillerées d'eau sucrée, d'eau distillée de menthe ou de fleurs d'oranger. Cette potion, d'une extrême simplicité, réussit dans les langueurs d'estomac et dissipe les flatuosités.

Les fleurs de Lavande, dit *Chomel*, mélangées avec de la canelle, de la noix muscade et des clous de girofle, guérissent des battements de cœur.

Nous recommandons la culture de la Lavande, plante assez rustique, qui sait, en compagnie du romarin, encadrer si agréablement les modestes entrées des maisons de campagne.

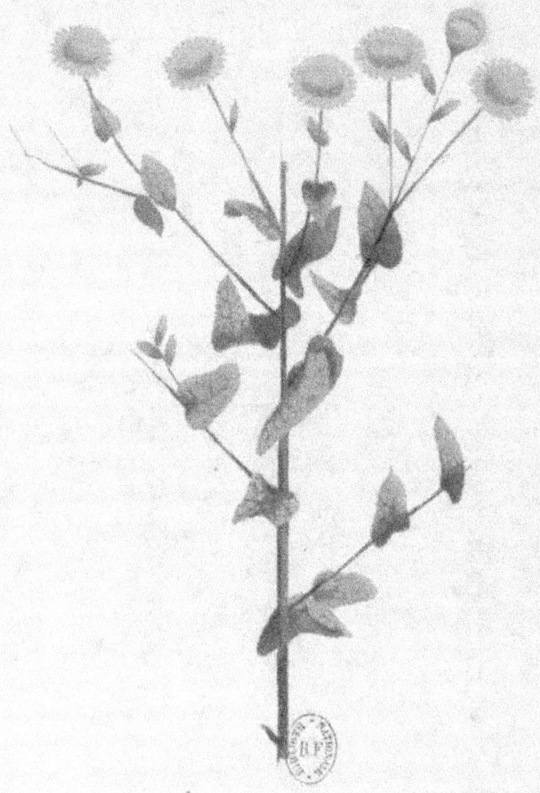

AUNÉE DYSENTÉRIQUE.

INULA DYSENTERICA.

AUNÉE DYSENTÉRIQUE.

INULA DYSENTERICA.

Famille des Composées.

Etym. : Le nom de cette plante paraît provenir des lieux qu'elle
affectionne, et qui sont ceux où croissent les aulnes.

Syn. vulg. : Herbe-Saint-Roch, Aunée-des-Prés, Conyse,
Inule dysentérique, Inule conysière, Enule tonique, Conyse-
des-Prés.

Plante vivace, tiges de 4-8 décimètres, pubescentes,
tomenteuses au moins supérieurement, dressées ou
ascendantes, rameuses dans leur partie supérieure, à
rameaux dressés ou divergents rapprochés en corymbe.
Feuilles tomenteuses blanchâtres en dessous, oblongues
et lancéolées, lâchement denticulées, à base élargie,
profondément cordée, amplexicaule, quelquefois presque sagittée. Capitules terminaux hémisphériques.

Involucre pubescent tomenteux, à folioles linéaires subulées. Fleurons de la circonférence rayonnants, jaunes, dépassant longuement les fleurons du centre. Aigrette à couronne crénelée.

Cette plante est commune dans les fossés, sur le bord des eaux, dans les lieux marécageux, où elle fleurit de juillet à septembre.

On lui attribuait autrefois des propriétés imaginaires auxquelles la superstition n'était pas étrangère.

Il fallait alors la recueillir tout particulièrement et avec de grands soins, le jour de l'Assomption, époque de sa floraison, on en faisait alors des paquets en y mêlant de la Verveine ; ces paquets avaient la réputation de préserver de la grêle, de la foudre, même des malices du diable, les endroits où ils étaient placés.

La racine de l'AUNÉE DYSENTÉRIQUE est oblongue, épaisse, garnie de fibres capillaires, brune en dehors, blanchâtre intérieurement, mucilagineuse, légèrement aromatique et d'une saveur âcre, mêlée d'amertume.

Bien que les propriétés attribuées à cette plante soient aujourd'hui justement considérées comme fabuleuses, il ne faut pas lui refuser les qualités que *Linné* lui a reconnues : c'est lui qui rapporte que l'AUNÉE DYSENTÉ-

RIQUE fut d'un très-grand secours dans une épidémie dyssentérique qui avait envahi les troupes Russes combattant contre les Turques.

Le docteur *Cazin* rapporte qu'ayant administré cette plante en décoction (30 gram. pour 1 litre d'eau) par tasse, dans un cas de diarrhée qui durait depuis un mois ; il se manifesta une amélioration dès le second jour de l'emploi de cette tisane, et que le cinquième, le malade était guéri.

L'AUNÉE DYSENTÉRIQUE a donc besoin, comme tant d'autres, d'être soumise à de nouvelles études, avant d'être totalement exclue des plantes utiles.

Dans tous les cas, si la médecine n'en veut pas ou s'en désintéresse, nous conseillons aux jardiniers de n'en point faire autant et d'emprunter à cette grande et belle AUNÉE, pour orner nos jardins, l'éclat de ses modestes fleurs jaunes, dont l'odeur pénétrante n'est pas désagréable du tout.

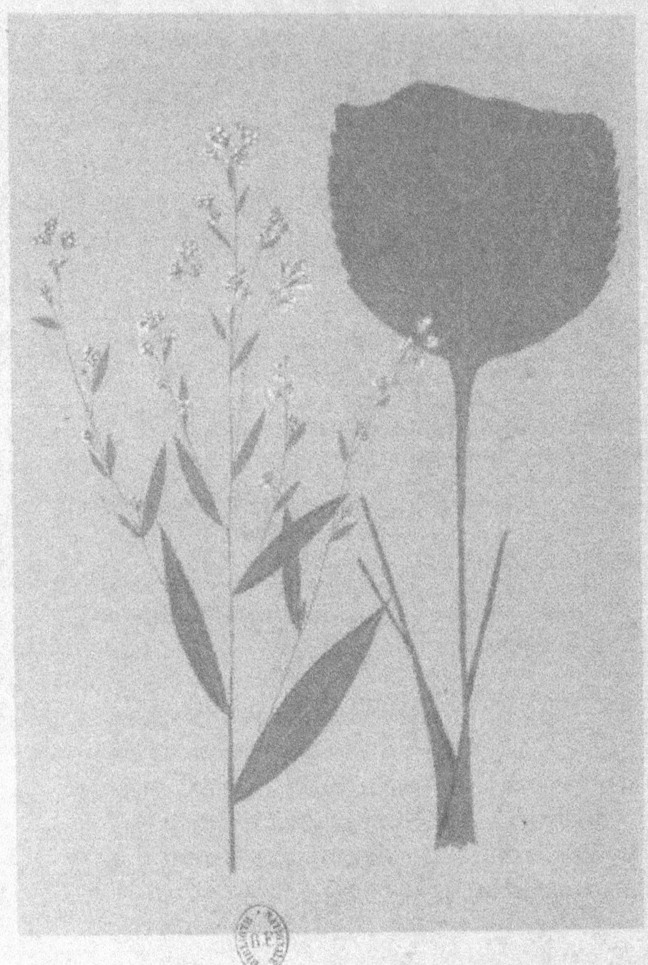

PETITE PASSERAGE.

LEPIDIUM IBERIS.

PETITE PASSERAGE.

LEPIDIUM IBERIS.

Famille des Crucifères.

Étym. : Du grec LEPIDION, de lepis, écaille, à cause de la forme écailleuse des silicules.

Syn. vulg. : Chasserage, Passerage sauvage, Nasitort sauvage, Cresson-des-Ruines, Cresson-de-Savane, Passerage-des-Décombres.

Plante bisannuelle ou vivace, de 50 à 60 cent. environ. Tiges dressées, très-rameuses, à rameaux étalés effilés, glabres. Feuilles sessiles, petites, étroites, surtout en haut de la tige, entières; les radicales pétiolées en rosette, découpées, caduques. Fleurs blanches, petites, en panicule très-écartée. Étamines 2 ou 6. Silicules ovoïdes à sommet aigu, terminées par le style très-court, valves non ailées.

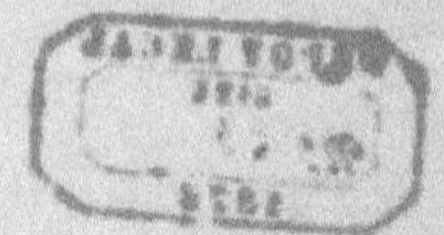

Commune aux lieux arides , sur le bord des chemins, les murs des quais et les décombres , où elle fleurit de juin à septembre et parfois en octobre.

Cette plante, comme la plupart des crucifères, contient de l'ammoniaque et de l'huile volatile.

Elle est stimulante et anti-scorbutique. *Lemery* la donne comme apéritive , incisive et diurétique , et dit que prise en décoction elle convient dans les obstructions de la rate. Quelques médecins anglais l'emploient dans l'hydropisie.

On a confondu et l'on confond encore dans le commerce et ailleurs cette plante avec la GRANDE PASSERAGE (lepidium latifolium).

Cette dernière est pourtant remarquable et s'en distingue par une tige robuste , dressée , rameuse supérieurement , par ses feuilles un peu épaisses, d'un vert glauque, et par ses fleurs petites , blanches , en grappes très-denses, rapprochées en panicule terminale.

Ses propriétés sont plus actives. Sa saveur âcre, pénétrante , plus prononcée dans les feuilles que dans les autres parties de la plante. Elle est fortement stimulante.

La grande et la petite PASSERAGE sont employées, dans quelques localités, comme succédanés du cresson , du cochléaria et du raifort.

Les bons effets de la grande PASSERAGE ont été constatés par le professeur Williams, contre l'asthme, la bronchite, l'hydropisie et surtout l'hypertrophie du cœur. Elle ne diminue pas le nombre des pulsations comme la digitale, mais elle en modère la violence.

Les feuilles et les racines de PASSERAGE, pilées fraîches et appliquées sur la peau, la rubéfient en peu de temps.

Les anciens les employaient pilées avec du beurre ou du saindoux, en applications externes contre la goutte sciatique, les névralgies et les douleurs rhumatismales chroniques.

« Si tu veux guérir la sciatique, dit *Galien*, prends l'ibéris, qu'aucuns appellent LEPIDIUM ou nasitort sauvage. »

Dioscoride, en son troisième livre, parlant des cures de la sciatique, tient le même langage.

La grande PASSERAGE se rencontre au bord des rivières, dans les lieux ombragés et herbeux. Elle est souvent cultivée dans les jardins potagers.

Fleurit de juin à août.

Ces deux PASSERAGES, après avoir figuré pendant plusieurs siècles sur la liste des médicaments sérieux, en ont tout-à-coup disparu. A qui s'en prendre ? si ce n'est à l'inconstance du goût et des habitudes, qui s'imposent même en médecine.

Une autre PASSERAGE, très-cultivée et qui mérite de

l'être, c'est le *lepidium sativum* ou tout simplement le cresson alénois (1), plante que tout le monde connaît, que l'on mêle presqu'à toutes les salades dont elle relève le goût par une saveur chaude, un peu âcre, piquante et très-agréable. Elle possède des propriétés antiscorbutiques comme le cresson de fontaine. On l'emploie quelquefois en décoction, aussi en infusion vineuse ; mais, le plus souvent, c'est le suc qui s'administre comme s'administrent tous les jus d'herbes.

Le cresson alénois se séme en tout temps et en tous lieux, de la cave au grenier ; sa germination se fait également et avec une promptitude qui étonne. Dans les jardins, dans les champs, en pots, même activité : au froid, au chaud, il semble être à l'épreuve de tout. On croirait qu'il vous dit : tu dois avoir besoin de moi ?

N'oublions pas que la famille des crucifères, à laquelle appartiennent les PASSERAGES dont nous venons de parler, est une de celles qui concourent dans une très-grande proportion à l'alimentation de l'homme et de quelques animaux qui lui sont utiles.

Enfin, les PASSERAGES, comme toutes les plantes du même genre, n'ont une grande énergie qu'à l'état frais.

---

(1) Alénois, mot dérivé d'alène : piquant.

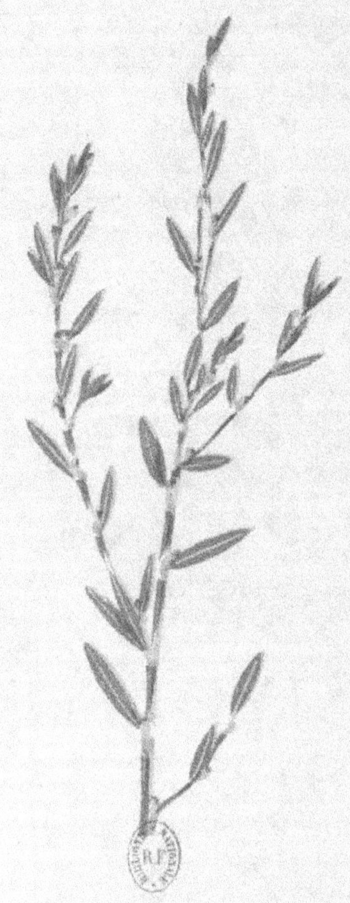

RENOUÉE DES OISEAUX.

POLYGONUM AVICULARE.

RENOUÉE DES OISEAUX.

POLYGONUM AVICULARE.

Famille des Polygonacées.

Etym.: Du grec POLUS (beaucoup), et GONU (genou), allusion
aux tiges noueuses et coudées.

Syn. vulg.: Aviculaire, Renouée, Centinode, Polygonon,
Polygone-des-Oiseaux, Lie-Glane, Corrigiole mâle, Traine,
Trainasse, Tirasse, Trame, Herbe-à-Cochon, Herbe-aux-
Panaris, Herbe-des-Saints-Innocents, Herbe-à-cent-Nœuds,
Crépinette, Fausse-Senile, Herniole, Langue de-Passereau,
Achée, Tire-Goret, Salouche, Sanguinaire, Mille-Graine,
Renne, Rouille.

Plante annuelle. Tiges plus ou moins nombreuses,
glabres, herbacées, étalées sur la terre, rameuses, non
volubiles, noueuses et renflées aux articulations, à
rameaux feuillés ordinairement jusqu'au sommet. Feuilles

oblongues, lancéolées, entières, presque sessiles, un peu épaisses, vertes, glabres. Graines scarieuses, laciniées. Fleurs petites, blanches ou légèrement rosées, solitaires ou disposées par 2-4, à l'aisselle des feuilles. Fruits trigones, plus ou moins luisants, à faces planes, à stries très-fines et longitudinales.

Plante annuelle, rampant au bord des chemins et des rues peu fréquentés, dans les champs, les sentiers et lieux incultes.

Juin-septembre.

La RENOUÉE est inodore, sa saveur est légèrement astringente. Elle contient une matière gommeuse, de la résine et une matière colorante bleue.

Selon quelques auteurs, un de ses noms vulgaires, HERNIOLE, lui viendrait de ce que, prise en breuvage, elle serait bonne contre les hernies.

Matthiole en parle, d'après *Dioscoride*, comme d'un médicament précieux contre les rétentions d'urine et les dérangements du corps ; contre les crachements de sang et pour cicatriser les plaies fraîchement faites.

Galien lui accorde volontiers toutes ces qualités et l'appelle POLYGONON, en lui attribuant nécessairement des qualités essentiellement astringentes.

Chomel dit l'avoir employée avec succès dans les diarrhées et dessenteries chroniques.

De nos jours encore, les habitants de la campagne connaissent très-bien cette plante et pourraient témoigner des secours qu'ils lui ont demandés et des services qu'elle leur a rendus.

Dédaignée, foulée aux pieds, maculée et couverte de poussière, la RENOUÉE n'en reste pas moins une plante très-intéressante ; dans cet état, elle améliore et bonifie le sol où s'étend sa fertilité. Si les chaumes l'ont pour verdure, cette dernière servira, dans une saison où la verdure est rare, à l'alimentation des animaux qui pâturent.

Elle doit à nos petits oiseaux, très-friands de sa graine, le nom d'AVICULAIRE. Ne servirait-elle qu'à satisfaire les doux appétits de nos aimables prisonniers, qu'elle mériterait encore une place parmi les choses utiles.

Le calendrier républicain de 1792 ne l'a pas oubliée et lui a donné, sous le nom de TRAINASSE, une place dans sa 15ᵐᵉ décade : le 24 quartidi de pluviôse.

Duchesne dit que l'infusion de la RENOUÉE sert dans l'Inde contre la colique, au Cap contre l'hydropisie, enfin, en Chine pour teindre en bleu.

On doit ici se demander si, sous ces latitudes, la plante est restée la même que chez nous.

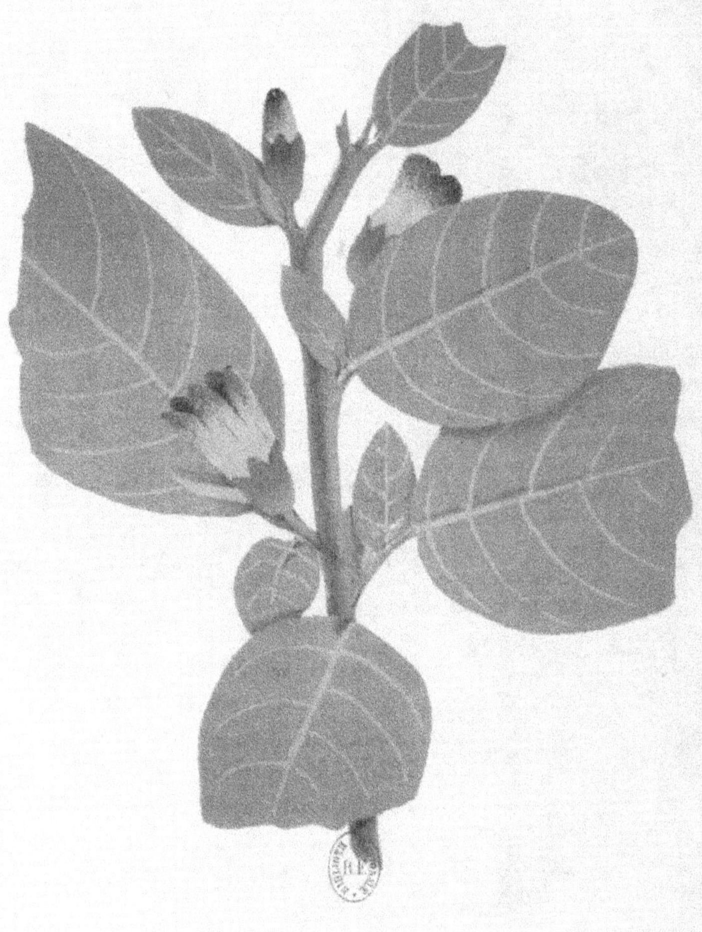

BELLADONE.

ATROPA BELLADONA.

BELLADONE.

ATROPA BELLADONA.

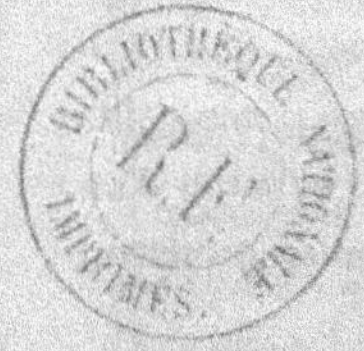

Famille des Solanées.

Etym. : de ATROPOS, nom d'une des trois Parques, celle qui coupe le fil de la vie, et du qualificatif *belladona* (belle dame), devenu nom propre (Belladone) en français, faisant allusion aux femmes italiennes qui usaient d'un certain cosmétique composé avec quelques parties de cette plante.

Syn. vulg. : Belle-Dame, Morelle-Furieuse, Morelle-Marine, Guigne-de-Côte, Permenton, la Bonne-Dame, Bouton-Noir, Mandragore-Baccifère, Herbe-Empoisonneuse.

Plante herbacée, vivace, haute de 60 c. à 1 m. 40 c., quelquefois davantage. Tige dressée, robuste, un peu velue, dichotome ou trichotome. Feuilles alternes, géminées, assez amples, ovales aiguës et atténuées en pétioles, entières, molles, d'un vert sombre. Fleurs d'un pourpre obscur veiné de brun, solitaires ou géminées à l'aisselle des feuilles, pédonculées, assez grandes et penchées. Calice à divisions ovales acuminées. Corolle

campanulée, un peu rétrécie à la base, plissée, à 5
lobes courts. Étamines 5, plus courtes que la corolle,
pistil plus long qu'elles, à stigmate en tête. Baie biloculaire, prenant à sa maturité le volume d'une petite
cerise, d'abord verte, puis rougeâtre, et enfin d'un
beau noir luisant, accompagnée du calice persistant
qui s'étale en étoile.

La Belladone est répandue dans les contrées tempérées de l'Europe. On la trouve dans les bois découverts,
les haies, le long des murs et des décombres, sur les
coteaux couverts, et dans les jardins où on la cultive.

Fleurit dans le courant de l'été.

Toute la plante est douée d'une odeur vireuse et d'une
saveur âcre et nauséabonde. C'est un poison subtil,
très-violent, dont les principes actifs sont concentrés
dans l'*Atropine*, produit cristallisé extrait de toute la
plante, moins les fleurs.

La Belladone est une des plantes les plus importantes
de la matière médicale, mais elle réclame, pour être
employée, une main expérimentée.

Son emploi en médecine remonte très-haut, mais ce
n'est qu'au vi siècle qu'elle semble primer toutes les
plantes avec lesquelles elle allait de pair.

Parmi les graves symptômes qui signalent l'empoisonnement par la Belladone (par les baies surtout), il en

est un tout particulier à l'action de cette dernière, et qui persiste au milieu des convulsions, des nausées très-douloureuses, etc. : c'est la dilatation et l'immobilité des pupilles.

Disons vite que pour combattre les terribles effets de cette plante vénéneuse, il faut avoir recours aux vomitifs violents et aux boissons acidulées. Ici, la présence du médecin est indispensable, car l'estomac qui est frappé d'insensibilité demande des excitants particuliers.

Le lapin, le mouton et le cochon mangent impunément les feuilles de la Belladone ; les limaçons en sont très-friands.

Toutes les parties de cette plante sont employées en médecine, mais c'est dans les feuilles et la racine que résident les principes les plus énergiques. Les feuilles entrent dans la composition du baume tranquille et de l'onguent populéum.

La Belladone est un remède par excellence des névralgies de la face et des névroses. Elle est recommandée contre les toux nerveuses, l'asthme, les convulsions, la coqueluche, l'épilepsie, les ophtalmies, la folie, les coliques hépatiques, l'incontinence nocturne d'urine, les hémorrhoïdes, etc., etc.

Les feuilles sèches se fument comme celles du Datura, dans la phthisie et l'asthme.

Comme on le voit, la Belladone a son bon côté, mais son emploi, nous ne pouvons trop le répéter, réclame la plus grande prudence. Ses effets sont si prompts et si terribles que le médecin peut seul la prescrire, surtout quand les composés doivent être employés à l'intérieur.

La médecine s'en sert sous plusieurs formes :

En extrait, 1 à 2 grammes pour 8 ou 10 d'axonge, contre les fissures douloureuses de l'anus, des seins, des ulcères, et en frictions prolongées sur la peau contre les douleurs névralgiques ;

En teinture alcoolique, comme préservatif de la scarlatine ;

En infusion ou décoction (feuilles), 30 à 60 grammes par litre d'eau, pour lotions ou injections ;

Enfin, les durillons des seins cèdent à l'emploi de la pommade faite avec les feuilles et les fruits pilés avec de l'axonge.

Une particularité dans la tenue de cette plante dangereuse, c'est que ses fleurs géminées à l'aisselle des feuilles, cachent toujours leur pourpre livide derrière ces dernières, qu'il faut relever pour les apercevoir.

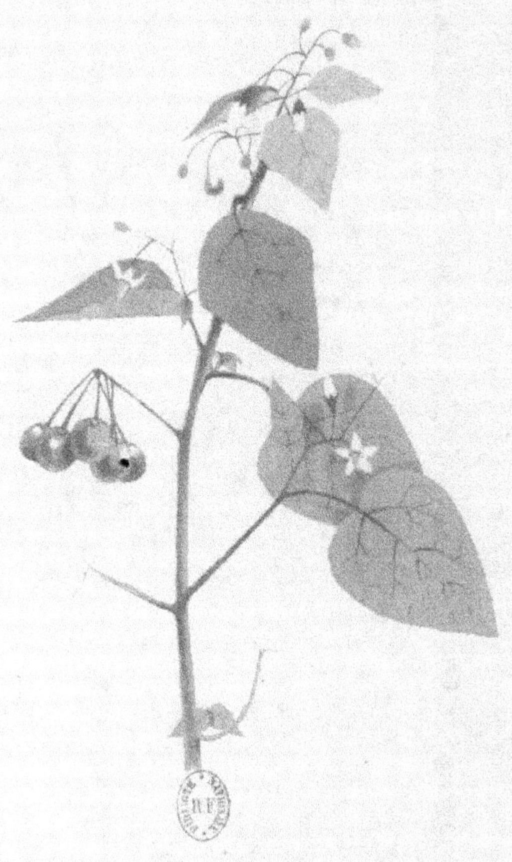

MORELLE.

SOLANUM NIGRUM.

MORELLE.

SOLANUM NIGRUM.

Famille des Solanées.

Etym.: SOLANUM, du latin *solatium* (soulagement), allusion aux
propriétés calmantes de la plante.

Syn. vulg.: Morelle noire, Morette, Mourette, Crève-Chien,
Herbe-aux-Magiciens, Raisin-de-Loup, Bonbon noir, Morelle
commune.

Plante annuelle ; tige de 45 à 60 centimètres. Glabre
ou velue, souvent rameuse dès la base, dressée, à
rameaux diffus, rudes sur les angles. Feuilles ovales,
pointues, pétiolées, sinuées ou lâchement dentées,
molles, d'un vert foncé, légèrement plus pâle en-
dessous. Fleurs petites, pédicelles réunis au sommet
par des pédoncules souvent plus courts que les pédicelles en *fausses ombelles* simples 3-6 flores. Calice très-

petit. Corolle blanche à 5 divisions ovales-aiguës,
5 étamines ; style filiforme à stigmate obtus. Baies globuleuses, luisantes, noires, verdâtres, jaunes, jaune-
rougeâtre, ou rouges, portées sur des pédicelles réfléchis.

Cette plante est répandue presque partout, où elle
fleurit tout l'été.

La Morelle est d'une saveur fade, herbacée, elle
exhale une odeur légèrement fétide, narcotique. Cette
plante est émoliente lorsqu'elle est jeune et pendant sa
floraison ; narcotique lors de la maturité des baies ; elle
est employée extérieurement en décoction pour lotions,
injections, fomentations et cataplasmes, dans le traitement des phlegmasies, des cancers de matrice, des
dartres vives, des hémorrhoïdes et des ulcères douloureux.

Les anciens employaient le jus des feuilles et des
fruits mélangé de vinaigre et d'huile rosat, en cataplasmes ou en compresses, contre les douleurs de la
tête. Ils employaient aussi ce même jus mélangé de
vinaigre pour combattre les inflammations de la gorge et
de ses dépendances.

Le jus seul s'emploie aussi en compresses contre
l'érysipèle, les dartres, les boutons et autres maladies
de la peau.

L'usage de la Morelle à l'intérieur est bien rare.

A l'extérieur, elle s'emploie en décoction pour lotions, injections, bains. La dose est de 30 à 60 gr. par litre d'eau.

Son extrait s'emploie en pommade par 4 à 8 gr. pour 30 d'axonge.

Sous certaines latitudes, on mange ses jeunes pousses en salade ; en Amérique, elles remplacent les épinards.

Chez nous, il convient de considérer cette plante comme suspecte et de ne lui accorder qu'une confiance très-limitée, quoique ses baies soient très-agréablement acides.

Le suc de ces derniéres fournit un réactif pour reconnaître les alcalis, partant, les acides.

La plante entière entre dans plusieurs préparations pharmaceutiques, où elle cède à l'axonge qui entre dans leur composition, toute la chlorophille qu'elle contient.

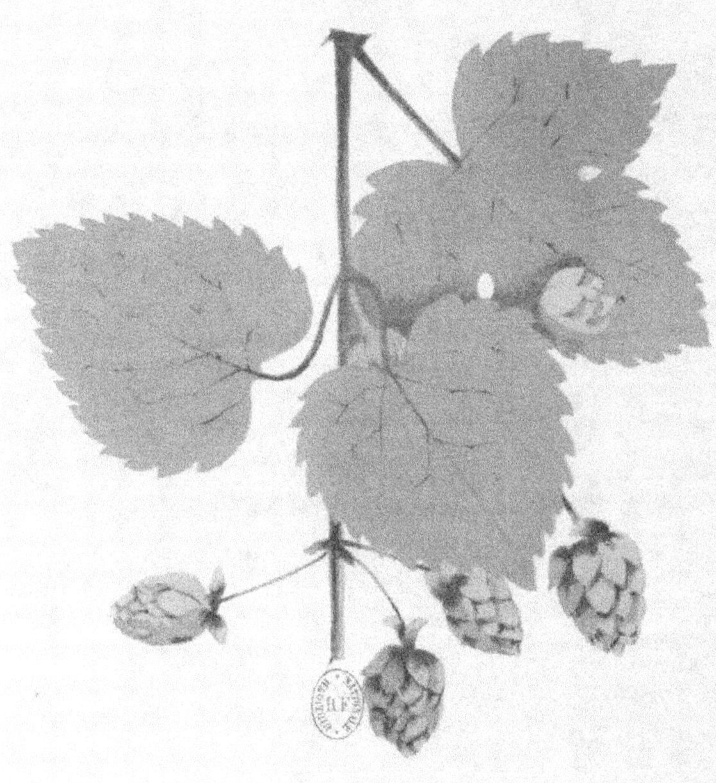

HOUBLON.

HUMULUS.

HOUBLON.

HUMULUS LUPULUS.

Famille des Cannabinées.

Etym. de HUMUS (sol), parceque le Houblon s'y étend lorsqu'il n'est pas soutenu.

Syn. vulg.: Salsepareille nationale, Vigne-du-Nord, Houblon grimpant.

Plante vivace. Tiges atteignant souvent plusieurs mètres, sarmenteuses, volubiles de droite à gauche, grêles, un peu anguleuses, rudes, couvertes de poils courts, robustes, crochus. Feuilles pétiolées, opposées à 3-5 lobes, ovales, rarement entières et profondément dentées; stipules petites, bifides à la base du pétiole. Fleurs dioïques, les mâles disposées en petites grappes terminales ou axillaires, composées d'un calice à 5 sépales et de 5 étamines pendantes, à filets courts et à anthères longues. Fleurs femelles contenues dans des cônes écailleux de couleur verte passant au jaune rougeâtre. Cônes pédonculés, accompagnés d'une bractée et composés d'écailles ovales qui enveloppent chacune un ovaire, petit, surmonté de deux stigmates filiformes très-longs, de telle sorte que cette écaille peut être considérée comme un seul sépale. Akène à péricarpe jaunâtre, chargé de glandes résineuses très-odorantes.

Cette plante croît dans les lieux un peu humides et abrités, au milieu des haies, buissons, sur le bord des bois. Elle craint les grandes chaleurs et n'habite que les contrées tempérées de l'Europe, d'où elle s'étend jusque dans le Nord.

Elle fleurit dans le mois de juillet.

Le Houblon est connu et employé de temps immémorial, bien qu'il n'ait pas été mentionné par les anciens botanistes. C'est Pline qui l'a surnommé *Lupulus*.

Ce fut en 1524, sous le règne de Henri VIII, que le Houblon fut introduit en Angleterre. Il servait déjà en Bohême, en Pologne et en Allemagne, à composer la Cervoise (1).

La propriété médicinale du Houblon réside dans ses cônes; ils ont une odeur forte, narcotique, légèrement vireuse, une saveur amère. A froid ou à chaud, l'eau s'empare facilement de leurs principes actifs. Cette infusion brunit au contact du sulfate de fer. On a conclu de ces qualités physiques que les cônes du Houblon devaient

---

(1) Cervoise, du latin CERVISIA. Boisson composée d'herbes et de graines. Quelques étymologistes, interprétant le CEREVISIA des Romains, disent : Vin de Cérès, ou vin de céréales.

agir comme tonique sur l'économie animale, et comme narcotique sur le système nerveux, d'où résulteraient ses propriétés stomachiques, apéritives, diurétiques, antiscrofuleuses, etc. Aussi en conseille-t-on l'emploi, dit *Ant. Bossu*, dans l'atonie générale, la prédominance du tempérament lymphatique, le rachitisme, les longues suppurations, les cachexies, les flueurs blanches, le carreau, les maladies constitutionnelles, les affections calculeuses avec atonie, etc.

Le principe actif du HOUBLON paraît consister dans la poudre jaunâtre, dorée, résiniforme, aromatique et amère, que l'on trouve à l'époque de la maturité, à la base de la surface externe des bractées dont sont formés les cônes du HOUBLON. Cette poudre, qui a reçu le nom de *Lupulin* ou *Lupuline*, s'obtient en agitant les cônes sur un tamis fin. Elle est employée dans tous les cas ci-dessus mentionnés, mais particulièrement comme anaphrodisiaque.

La *Lupuline* s'administre à la dose de 30 centig. à 1 gr. et en plusieurs fois, dans les mêmes cas que le HOUBLON lui-même. On la préconise contre l'incontinence nocturne d'urine chez les enfants.

C'est la racine de cette plante qui peut être employée comme succédané de la Salsepareille, ce qui lui a valu sans doute le surnom de *Salsepareille nationale*.

Maintenant, au point de vue économique, le HOUBLON est mis au rang des plantes les plus utiles.

C'est à lui que nous devons les propriétés digestives de la bière, le parfum qui la fait aimer et qui entrave la fermentation acide.

Roques dit que la bonne bière doit être la boisson de l'homme sanguin, hémorrhoïdaire ou graveleux.

Les jeunes pousses du HOUBLON se mangent crues en salade, ou cuites à l'eau et servies comme on sert les asperges; dans ces deux préparations, elles restent légèrement laxatives.

Les sarments, convenablement traités, peuvent fournir une matière très-textile.

Les feuilles et les tiges, traitées par le nitrate de bismuth, teignent la laine en jaune nankin, passant au jaune cannelle.

La force végétative du HOUBLON, jointe à sa rusticité, l'ont fait choisir pour concourir à la garniture de nos tonnelles. Peu de plantes, mieux que celle-là, ne savent envahir, s'étendre et monter. Ses rameaux, durcis et séchés au souffle de la dure saison, tiennent et servent de point d'appui aux jeunes pousses qu'amène le printemps. Ces dernières s'y enroulent à plaisir et confondent presque toujours, dans leur étroit et muet embrassement, les plantes dont le voisinage leur devient un autre point d'appui, pour s'acheminer lentement vers le sommet des arbres les plus proches, qu'elles enserrent tant et si bien qu'elles finissent par les étouffer jusqu'à les faire mourir.

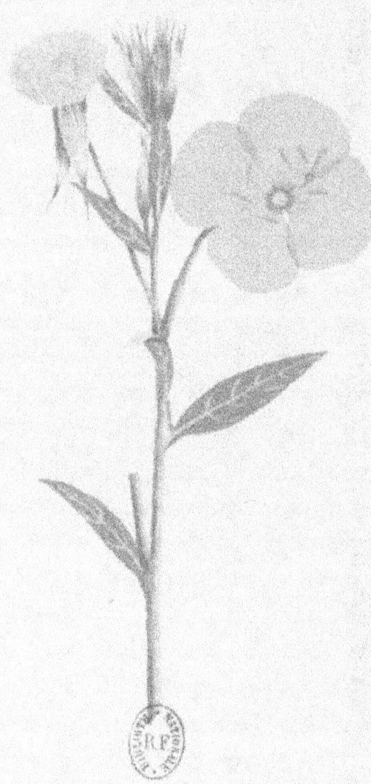

ONAGRE.

ŒNOTHERA BIENNIS.

ONAGRE.

ŒNOTHERA BIENNIS.

Famille des Onagrariées.

Etym.: Du grec onos (âne), et de agrios (sauvage).

Syn. vulg.: Herbe-aux-Anes, Jambon, Jambon-de-Saint-Antoine, Jambon-des-Jardiniers, Lysimachie jaune, Lysimachie jaune cornu, Mâche rouge.

Plante bisannuelle. Tiges de 6 à 12 décim. dressées, simples ou rameuses, rudes, poilues. Feuilles éparses, légèrement pubescentes, oblongues-lancéolées, rétrécies en pétioles, entières ou sinuées, dentées. Fleurs grandes, jaunes, en grappes terminales feuillées. Calice à limbe 4-partit, à divisions réfléchies, souvent soudées entre elles plus ou moins irrégulièrement et déjetées d'un même côté, tube très-long, dépassant longuement l'ovaire. Pétales 4. Etamines 8, stigmates 4, étalés en croix. Fruit capsulaire. Graines dépourvues d'aigrettes.

Cette plante est originaire de la Virginie , d'où elle aurait été transportée en Europe vers le commencement du xvii' siècle. Elle croît dans les marais et dans les taillis humides , on la rencontre également dans les endroits sablonneux , les terrains remués, les décombres et les remblais de nos chemins de fer, où elle fleurit de juin à septembre.

L'Onagre est maintenant naturalisée dans toute la France et fait partie de nos plantes indigènes.

La jolie verdure de l'Onagre , ses fleurs gracieuses et odorantes , d'un tissu brillant et fin de couleur jonquille, devraient lui mériter une belle place dans nos parterres.

Les Anglais lui donnent le nom de *Tree-Primrose* — primevère en arbre. — Elle en a du reste la couleur et le parfum.

Sa racine est forte, charnue, d'une saveur douce, oléracée, et contient une assez grande quantité de principe muqueux nutritif : on la mange, dans quelques contrées de l'Allemagne, soit en salade, soit cuite comme la racine des salsifis.

Toute la plante fournit de la potasse. Hoefer rapporte que Braconnot a reconnu qu'elle contenait beaucoup de tannin et qu'on pourrait, par conséquent, l'employer pour le tannage des cuirs et la substituer à la noix de galle dans la teinture et dans la fabrication de l'encre.

Son astringence pourrait être aussi très-utilement employée dans les hémorrhagies.

On cultive, dans les jardins, l'ŒNOTHERA-SUAVEOLENS, originaire du Chili; ses fleurs sont très-grandes, d'un beau jaune, solitaires dans les aisselles des feuilles supérieures. Elles ne s'ouvrent que le soir et se ferment le matin. Lorsqu'elles sont entièrement ouvertes, elles exhalent une odeur douce très-agréable.

Ces plantes sont vivaces et peuvent être cultivées en pleine terre.

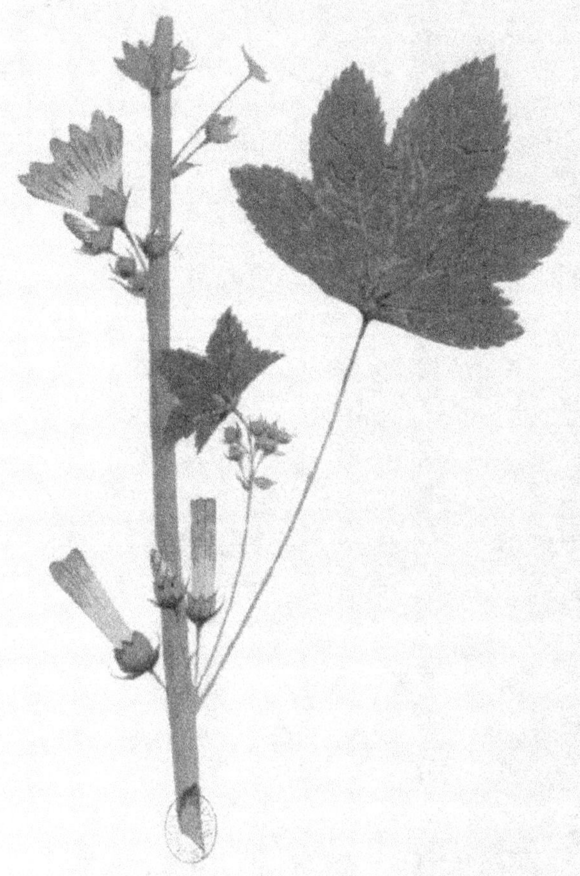

MAUVE.

MALVA SYLVESTRIS.

MAUVE.

MALVA SILVESTRIS.

Famille des Malvacées

Etym.: Le nom de MALVA, que les Latins ont donné à cette
plante, à cause de ses propriétés émollientes, vient du mot
grec, MALAKOS (mou).

Syn. vulg.: Mauve sauvage, Mauve, Meule, Grande-Mauve,
Herbe-à-Fromage, Fromageon, la Mauve-de-Ville, le Froma-
geot, le Fromagelet, l'Herbe-à-lâcher, le Beuret, l'Herbe-
Saint-Simon, Beurrat, Fouassier, Mauve verte.

Plante bisannuelle, herbacée. Tiges de 30 à 80 centimètres, nombreuses, dressées, ascendantes ou étalées,
rameuses, pubescentes. Feuilles alternes, ordinairement
tachées de noir à la base, pétiolées, réniformes, les
inférieures présentant 5 ou 7 lobes obtus, crénelés, avec
2 stipules à leur base. Fleurs disposées en fascicules
axillaires, pédicelles fructifères dressées. Calice à
5 sépales, muni à la base d'un calicule à 3 folioles
libres. Corolle purpurine veinée, passant au violet, au

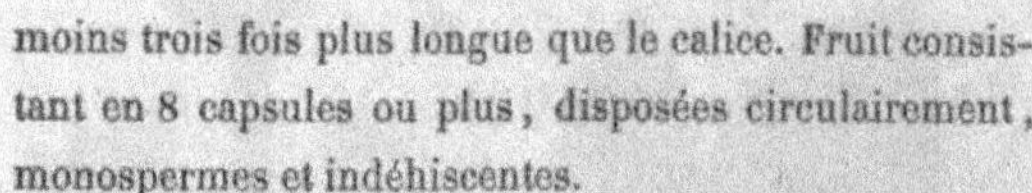

moins trois fois plus longue que le calice. Fruit consistant en 8 capsules ou plus, disposées circulairement, monospermes et indéhiscentes.

La Mauve sauvage est excessivement répandue. Elle croît partout en Europe, ainsi que dans une partie de l'Asie, de l'Afrique et de l'Amérique. On la rencontre au milieu des décombres, dans les lieux incultes, sur le bord des chemins et le long des haies. Elle fleurit de mai à octobre.

La récolte des fleurs se fait pendant l'été. Elles se trouvent en abondance dans le commerce ; mais, depuis quelques années déjà, on leur substitue les fleurs d'une autre Mauve, cultivée dans les jardins, qui paraît être la Malva glabra, et dont les fleurs sont beaucoup plus grandes, d'un rouge plus prononcé, et acquièrent, en séchant, une couleur bleue très-intense, qui se conserve beaucoup mieux que celle de la Mauve sauvage.

Les feuilles de cette dernière, pour être conservées, doivent se cueillir en juin et juillet.

Nous devons parler ici de la Mauve à feuilles rondes (Malva rotundifolia), appelée aussi petite Mauve, parce que ses propriétés sont les mêmes que celles de la Mauve sauvage.

Elle se distingue de cette dernière par des tiges plus basses, plus étalées, presque couchées à terre, par ses feuilles plus petites, attachées à de longs pétioles, orbiculaires, échancrées en cœur à la base, à 5 lobes à peine sensibles, par ses fleurs axillaires d'un tissu fin et d'un blanc nuancé de rose.

On la rencontre dans les mêmes endroits.

Ces deux espèces de MAUVE sont inodores, leur saveur est fade et visqueuse, elles fournissent un mucilage abondant, doux, visqueux et nutritif.

Leur usage est universellement répandu. Ce sont des adoucissants et des émollients par excellence. Les fleurs sont employées en infusion ou en décoction à la dose de 10 à 15 grammes par litre d'eau, et les feuilles et les racines à la dose de 15 à 30 grammes, dans les catarrhes pulmonaires, les irritations des bronches et du larynx, les inflammations des poumons, dans les affections des voies gastrites et urinaires, de la peau, des yeux, dans les constipations opiniâtres. Elles font partie des espèces pectorales.

Les feuilles et les tiges supérieures se font bouillir en dose plus ou moins forte pour préparer des cataplasmes émollients, des lotions et fomentations de même nature.

La décoction de feuilles est donnée en lavement dans les irritations et les inflammations des viscères abdominaux.

La MAUVE était cultivée, chez les Romains, comme plante comestible ; c'était un aliment très-recherché et admis sur les meilleures tables.

« Ils apportaient dans la préparation de la Mauve, nous dit *Rocques* dans son traité des plantes usuelles, un soin tout particulier, et ils la mêlaient aux ragoûts les plus délicats. Cicéron avait tellement mangé d'un de ces ragoûts qu'il fut atteint d'une violente diarrhée qui lui dura dix jours. Il fait l'aveu de cet acte de gourmandise dans ses épîtres. »

« Le poëte Martial, qui vivait assez pauvrement, et qui mangeait comme un parasite quand il dînait en ville, prenait le lendemain de la Mauve et autres plantes potagères pour se débarrassser le ventre. »

Dioscoride cite la Mauve cultivée comme préférable à la sauvage, qui est dure et difficile à digérer. Il est à peu près certain qu'on ne devait admettre dans les cuisines que les feuilles radicales et les jeunes pousses de la plante.

Les Grecs et les Egyptiens en faisaient également un grand usage comme plante alimentaire. Pythagore la considérait comme une nourriture très-salutaire et propre à favoriser l'exercice de la pensée et la pratique de la vertu?

Galien la mettait au rang des aliments laxatifs.

Matthiole, tout en reconnaissant que la Mauve cultivée est bonne à manger, prétend qu'elle nuit à l'estomac, mais « qu'elle fait bon ventre et principalement les tiges « qui sont bonnes aux boyaux et à la vessie. »

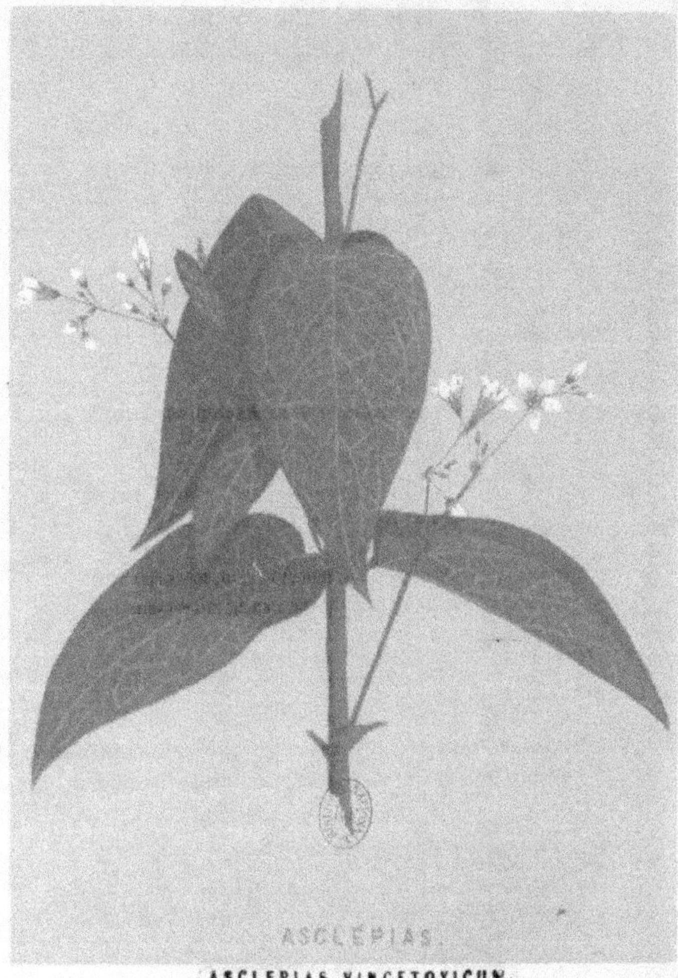

ASCLEPIAS VINCETOXICUM.

———

ASCLEPIAS VINCETOXICUM.

ASCLÉPIAS.

———

Famille des Asclépiadées ou Asclépiadacées.

Etym. de ASCLÉPIOS, nom grec d'Esculape ; allusion aux propriétés médicinales de la plante.

Syn. vulg.: Asclépias officinal, Dompte-Venin, Ipécacuanha-des-Allemands, Asclépiade, Asclépiade blanche, Herbe-aux-Poux.

Plante vivace à souche traçante, à fibres blanches épaisses très-longues. Tiges herbacées de 4-8 décim. de haut, dressées, très-feuillées, glabres, simples, donnant naissance dans leur partie supérieure aux rameaux de l'inflorescence, ovales, lancéolées, entières, un peu coriaces et vertes, lisses en-dessus.

Fleurs blanchâtres, petites, disposées en corymbes sur des pédoncules axillaires.

Calice à cinq divisions lancéolées; corolle à cinq lobes un peu épais, obtus, glabres, ouverts en étoile. Etamines insérées à la base de la corolle, et alternant avec ses lobes, filets soudés en un tube qui entoure l'ovaire et munis chacun d'un appendice en forme de cornet recouvrant l'anthère correspondante, fruit composé de deux carpelles libres entre eux, capsulaires polyspermes, s'ouvrant par une fente longitudinale.

L'Asclépias officinal habite les bois pierreux secs, les coteaux incultes, et fleurit de juin en août.

Les effets thérapeutiques de cette plante sont peu connus, parce qu'ils varient suivant les doses auxquelles on l'administre et les maladies qu'on veut combattre. Cependant, les racines paraissent avoir joui, autrefois, d'une certaine faveur. Elles possèdent, en effet, lorsqu'elles sont récentes, une odeur forte et un goût âcre désagréable. Nous trouvons dans de vieux auteurs que leur décoction dans du vin blanc soulageait les hydropiques, quand on avait le soin de les faire suer; et que, broyées avec des graines de pœonia, elles étaient excellentes pour le *mal caduc*. Elles sont considérées comme sudorifiques et diurétiques, et c'est à ce titre qu'elles entrent dans la composition du *vin diurétique amer de la charité*. Leur décoction aqueuse est bonne contre les dartres, les écrouelles, la chlorose et la suppression des menstrues. Extérieurement, elle déterge (nettoie) les ulcères et arrête les progrès du vice scrofuleux.

On attribue à cette plante des propriétés alexipharmaques, quoiqu'elle paraisse être elle-même un poison, puisque les chiens sur lesquels ORFILA l'a expérimentée en sont morts avec l'estomac enflammé. Mais il faut dire aussi qu'il est certain que l'asclépias des Grecs n'était pas notre dompte-venin.

Quelques auteurs condamnent cette plante à cause de ses propriétés délétères ; d'autres, au contraire, affirment avoir ordonné la décoction de la racine à toute dose et qu'elle n'a jamais causé le moindre accident.

On prépare la décoction (racines) à la dose de 15 à 30 gram. par kilog. ou litre d'eau.

L'extrait : 1 à 4 gram. en électuaire ou en pilules.

La poudre des feuilles : de 1 à 2 gram. Elle serait employée comme vomitive par les habitants du pays de Liège.

Disons enfin que la Scammonée, si connue, est un produit que nous devons à la famille des Asclépiadées.

[illegible]

[illegible]

[illegible]

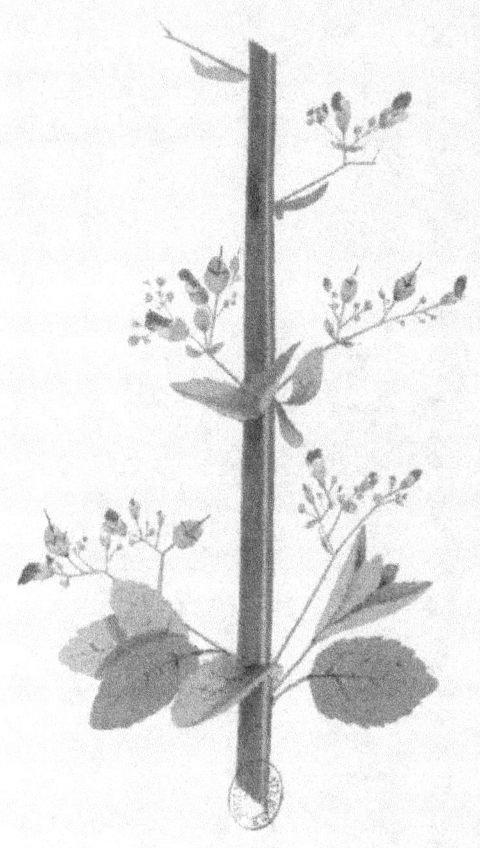

SCROFULAIRE AQUATIQUE.

SCROFULARIA AQUATICA.

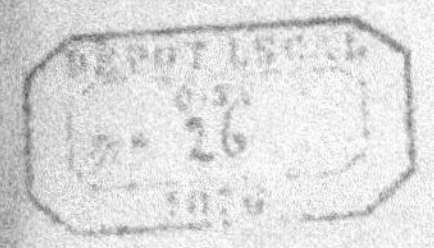

SCROFULAIRE.

SCROFULARIA AQUATICA.

Famille des Scrofularinées.

Etym.: De scrofa (écrouelles), de ce que l'on attribuait à cette plante des propriétés anti-scrofuleuses.

Syn. vulg.: Scrofulaire aquatique, Bétoine-d'Eau, Bétoine aquatique, Herbe-du-Siége, Herbe cassée, Herbe-aux-Hémorrhoïdes, Grande-Morelle, Orvale-d'Eau.

Plante vivace à racines fibreuses. Tiges de 5-10 décim., raides, robustes, lisses, glabres, à quatre angles tranchants ou ailés, à rameaux florifères pubescents, glanduleux. Feuilles opposées, pétiolées, ovales-oblongues, légèrement cordées à la base, glabres ou presque glabres. Fleurs d'un brun rougeâtre en dehors, olivâtres en dedans, disposées en panicule non feuillée, formée de petites grappes opposées. Calice à lobes suborbiculaires, membraneux aux bords. Corolle à limbe bilabié, lèvre inférieure trilobée. Etamines 4, fertiles, la cinquième réduite à un appendice occupant la base de la lèvre supérieure. Capsule subglobuleuse acuminée.

La Scrofulaire aquatique habite les lieux humides, les fossés où l'eau séjourne, le bord des rivières et des ruisseaux.

Juin-août.

La Scrofulaire noueuse (Scrofularia nodosa), appelée aussi petite Scrofulaire, se distingue de la précédente par sa souche renflée et noueuse ; une tige légèrement membraneuse sur les angles, des feuilles en cœur, lancéolées, aiguës, à dentelures pointues.

On la rencontre dans les lieux frais et les bois humides un peu couverts, à la même époque que la précédente.

La Scrofulaire aquatique exhale, lorsqu'on la froisse, une odeur fétide. Sa saveur est amère, âcre et très-nauséeuse ; elle contient une matière très-amère et divers sels. La Scrofulaire noueuse est à peu près dans les mêmes conditions chimiques.

Ces deux plantes, souvent confondues, ont joui d'une réputation très-grande dans le traitement des scrofules et des hémorrhoïdes.

Matthiole et *Chomel* conseillent, dans ces maladies, l'emploi de la racine de la SCROFULAIRE AQUATIQUE broyée avec du beurre frais.

Les racines, les feuilles et les semences de cette plante étaient généralement utilisées, mais plus particulièrement les racines et les fleurs, qui sont très-résolutives, émollientes, détersives et vulnéraires, notamment dans les affections chroniques de la peau, les ulcères scrofuleux, atoniques ou gangreneux.

L'action stimulante de la SCROFULAIRE jouit de la réputation de modifier les plaies de mauvais caractère, de tonifier les chairs, prévenir et détruire la tendance à la pourriture, par son usage, soit en décoction aqueuse ou vineuse, soit en cataplasmes de feuilles pilées.

Son nom d'*Herbe-du-siége* se rattache à l'emploi qui en fut fait sous Louis XIII, pendant le siége de la Rochelle, pour la guérison de quantité de malades dont les plaies et les blessures disparurent sous son application.

La SCROFULAIRE s'emploie en infusion et en décoction ; on lotionne aussi avec ces préparations.

L'infusion (feuilles) : 15 à 30 grammes par litre d'eau, pour l'usage interne ; 30 à 60 grammes pour lotions.

La décoction (racine) : même dosage.

Les racines fraîches, pilées en beurre frais et mises en pot de grès bien bouché à la cave, est un excellent remède, nous dit *Chomel*, contre la goutte, les hémorrhoïdes, les dartres et la gale.

Les succédanés de la Scrofulaire n'ont pas manqué aux modernes, aussi ces derniers ont-ils préféré l'emploi du Houblon ou de la Gentiane aux plantes des anciens formulaires ; la Scrofulaire en était, et son nom accusant un titre lourd à porter, elle dut laisser le pas aux deux plantes dont nous venons de parler.

Mais une particularité qui n'a pas beaucoup d'analogies dans la médication par les plantes, c'est d'en rencontrer deux de saveur et d'odeur repoussantes, qui, jointes ensemble pour faciliter l'emploi de l'une, se purifient, en quelque sorte, toutes les deux, puisque l'une enlève à l'autre le goût nauséeux qui la domine, en ne lui laissant rien de l'odeur fétide et nauséabonde dont elle-même est infectée ; telle est l'influence de la Scrofulaire sur le Séné, cette plante purgative par excellence, qui ne perd rien de ses propriétés en cette association.

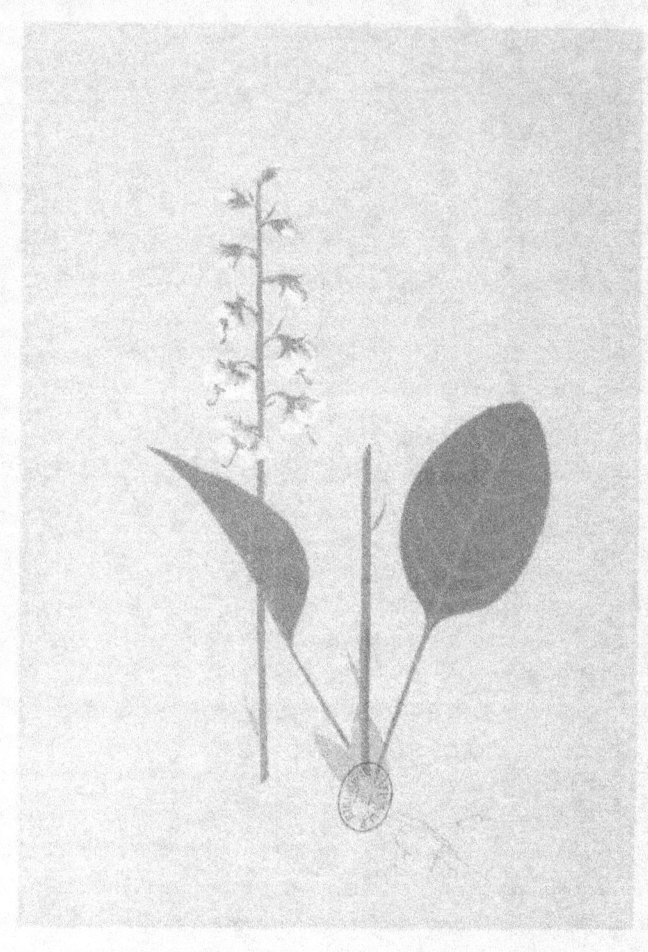

PYROLE.

PYROLA ROTUNDIFOLIA.

PYROLE.

PYROLA ROTUNDIFOLIA.

Famille des Pyrolacées.

Etym.: De PYRUS (poirier), à cause de la ressemblance de ses feuilles avec celles du poirier.

Syn. vulg.: Verdure-d'Hiver, Verdure-de-Mer.

Plante vivace, herbacée, à souche presque ligneuse, à rhizômes allongés horizontaux, donnant naissance à des fascicules de feuilles et aux rosettes florifères. Tiges de 15 à 40 centimètres, simples, nues. Feuilles arrondies, entières, coriaces, persistantes, luisantes. Fleurs blanches ou d'un blanc rosé, en grappe dressée, à pédicelles recourbés. Calice à 5 divisions lancéolées. Corolle à 5 pétales obovales, connivents. Etamines 10, penchées, à filets arqués ; style long, réfléchi, arqué, ascendant au sommet, stigmate élargi, capsule à 5 lobes polyspermes.

Cette plante croît dans les endroits couverts, les bois montueux, et fleurit de juin à juillet.

La Pyrole a une saveur amère et acerbe. Elle est très-estimée et très-usitée, dans certaines contrées, comme vulnéraire et surtout comme astringente, dans les hémorrhagies, la leucorrhée et la diarrhée.

Comme vulnéraire, on fait usage depuis longtemps du jus de ses feuilles, ainsi que de la poudre et des feuilles fraîches, soit isolément, soit mélangé avec de l'onguent, pour sécher ou pour souder les plaies.

Comme vulnéraire encore, la décoction des feuilles, prise dans du vin, aurait la propriété, selon *Matthiole*, de guérir les plaies et les blessures, même celles intérieures, occasionnées par des chutes.

Lorsque l'on emploie la Pyrole en infusion, la dose est d'une pincée de feuilles par tasse d'eau. La poudre se prend à la dose de 2 à 4 grammes, et l'extrait aqueux ou alcoolique, de 1 à 3 grammes.

Cette plante fait partie du Vulnéraire suisse.

Les feuilles donnent une décoction brunâtre qui devient jaune par les acides et les alcalis ; elle teint avec de l'alun en jaune et avec des sels de fer en noir.

On trouve dans les forêts sombres, notamment dans les Vosges, la Pyrole en Ombelle (Pyrola umbellata). Sa tige est courte, un peu ligneuse, garnie à sa base d'un rang de feuilles dures, coriaces, lancéolées, dentées en scie, et souvent d'un second rang, presque en verticille. Un pédoncule terminal se divise au sommet en plusieurs pédicelles, 5, 6, uniflores, presque en ombelle. La corolle est blanche ou rosée et droite.

Les feuilles de cette espèce de Pyrole ne sont pas dépourvues de propriétés, elles ont produit, employées en décoction, d'excellents résultats comme diurétiques, ce qui a valu à cette plante le nom d'herbe-à-pisser.

Il en a été également fait usage en infusion à l'intérieur, et comme topique stimulant à l'extérieur contre les cancers.

Quant à la Pyrole qui fait l'objet de cette monographie, nous la recommandons aux jardiniers soucieux de joindre l'utile à l'agréable. Cette plante aime les jardins, brave les plus dures saisons, et son feuillage toujours vert ne s'efface que devant l'éclat de ses grappes de fleurs que juillet voit éclore.

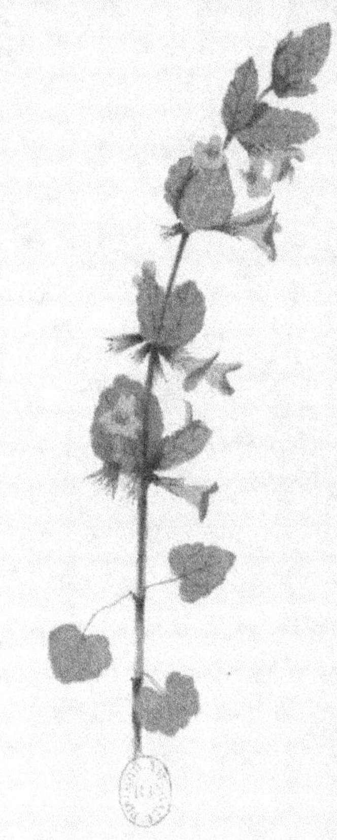

LIERRE TERRESTRE:

GLECHOMA HEDERACEA.

———

LIERRE TERRESTRE.

GLECHOMA HEDERACEA.

———

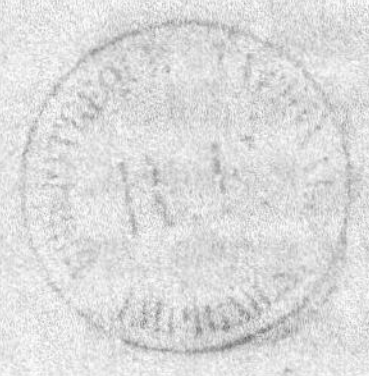

Famille des Labiées.

Étym.: On a donné le nom de Lierre à cette plante à cause de la ressemblance que l'on a cru trouver entre ses feuilles et celles du Lierre grimpant.

Syn. vulg.: Gléeome, Lierret, Lierrette, Herbe-de-Saint-Jean, Rondotte, Couronne-de-Terre, Gondolle, Rondelette, Rondette, La Terrette, La Rondelotte, La Rondelle, La Gondelle, Drienne.

Plante vivace, herbacée. Racines grêles, fibreuses. Tiges de 20 à 50 cent. presque glabres, pubescentes,

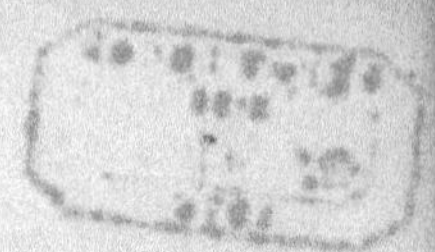

ou plus ou moins velues, couchées radicantes, se redres-
sant dans leurs parties supérieures, émettant de nombreux rejets rampants. Feuilles pétiolées, opposées,
réniformes, suborbiculaires, crénelées, pétiole à base
velue. Fleurs bleuâtres ou roses, plus rarement blanches,
en glomérules brièvement pédonculés de 1 à 3 flores à
l'aisselle de chaque feuille. Calice tubuleux, à nervures
nombreuses. Corolle à tube dépassant le calice, bilabiée,
pubescente en dehors, ponctuée de pourpre et poilue à
la gorge vers la base de la lèvre inférieure. Étamines 4,
rapprochées sous la lèvre supérieure de la corolle, les
deux inférieures plus courtes. Style un peu plus long
que les étamines. Graines ovoïdes.

Le Lierre terrestre se rencontre dans les bois
humides, les lieux ombragés, le long des haies, des
buissons et des murs, et fleurit de mars à juin. On doit
récolter ses feuilles dans le mois de juin, et avoir soin
de les choisir sur les plantes croissant dans les lieux
secs et élevés. La dessication n'altère pas les propriétés
du Lierre terrestre, si on a le soin de le conserver à
l'abri de l'humidité.

Son odeur forte, aromatique, est mêlée d'une sorte
d'acidité pénétrante qui lui est particulière. Sa saveur
est amère, un peu âcre et légèrement balsamique.

Les propriétés toniques, pectorales, résolutives et détersives du LIERRE TERRESTRE, sont depuis longtemps connues et appréciées, mais c'est sur les organes de la respiration que son influence paraît s'exercer plus spécialement. On l'emploie avec avantage dans les maladies de poitrine, où une expectoration se manifeste avec une certaine abondance, dans les catarrhes pulmonaires, les embarras des bronches.

Le LIERRE TERRESTRE est également utilisé à l'extérieur en décoction, en cataplasme et en poudre sur les ulcères, comme vulnéraire, résolutif et détersif.

Autrefois, pour apaiser les coliques, on prenait trois ou quatre cuillerées d'huile d'olive, dans laquelle on avait fait infuser du LIERRE TERRESTRE. Il suffisait de broyer les feuilles de la plante, de les mettre dans une bouteille et de l'exposer au soleil pendant 40 jours. Ce remède, d'une extrême simplicité, est à la portée de tous. Nous ne pouvons qu'en recommander l'essai.

Le LIERRE TERRESTRE, dans les différents cas où il est utilisé, se prend en infusion, à la dose de 10 à 25 gr. par litre d'eau, édulcoré avec du miel ou du sucre.

Les feuilles de cette plante, récoltées dans les lieux

élevés, et dont l'odeur est résineuse, imitant en quelque sorte celle du Houblon, infusées dans la bière, donneraient, dit-on, à cette boisson, une grande limpidité.

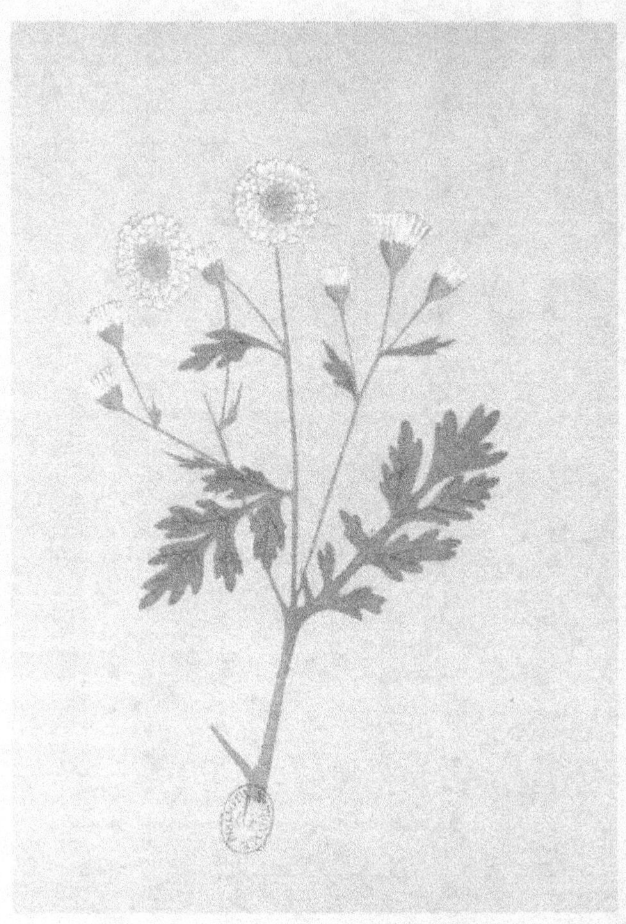

MATRICAIRE.

MATRICARIA PARTHENIUM.

MATRICAIRE.

MATRICARIA PARTHENIUM.

Famille des Composées.

Etym.: Du latin MATRIX, par allusion aux propriétés emména-
gogues de cette plante.

Syn. vulg.: Grande-Camomille, Matricaire officinale, Matricaire
vulgaire, Matricaire odorante, Espargoutte, Œil-de-Soleil,
Herbe-à-Vers, Malherbe.

Plante vivace. Tiges plus ou moins nombreuses ou
solitaires, de 30 à 60 cent. de hauteur environ, dressées,
rameuses, pubescentes ou presque glabres. Feuilles
alternes, pétiolées, pinnatiséquées à segments ou lobes
oblongs, obtus, inégalement incisés, dentés. Fleurs

en capitules nombreux, disposés en corymbe terminal; fleurons du centre jaunes et hermaphrodites, à 5 dents; demi-fleurons de la circonférence blancs, femelles, à 3 dents. Involucre à folioles étroitement scarieuses, blanchâtres aux bords. Réceptacle convexe. Akènes blanchâtres ou brunâtres, terminés par un rebord membraneux.

La MATRICAIRE se rencontre dans le voisinage des habitations, les décombres et les jardins, où elle fleurit de juin en août.

L'odeur de la plante est forte, résineuse, désagréable, sa saveur est chaude, amère et un peu âcre. Elle contient de la résine unie à un mucilage amer et une huile volatile. C'est un médicament tout à la fois tonique, fébrifuge, stimulant, antispasmodique, emménagogue et antiventeux.

Les prêtres d'Egypte avaient dédié cette plante au soleil, parce qu'ils avaient reconnu que ses feuilles pilées avec du vin blanc étaient un excellent remède pour guérir la fièvre.

Elle figurait parmi les plantes médicinales que les capitulaires de Charlemagne recommandaient de cultiver.

La MATRICAIRE était alors estimée comme apéritive et

incisive, pour provoquer les mois, pour les pâles couleurs, etc. Si l'on en croit *Chomel*, les feuilles, appliquées en cataplasme sur la tête, feraient cesser ou calmeraient la migraine.

Aujourd'hui, c'est à peine si elle est employée comme tonique, stomachique ou vermifuge.

Cette plante ne mérite pas l'oubli auquel l'ont condamnée la mode et le luxe pharmaceutique de notre époque.

On prépare l'infusion de MATRICAIRE (fleurs vertes) 2 ou 3 pincées par kilog. d'eau, (fleurs sèches) 4 à 16 gr. et plus pour la même quantité de liquide.

On fait encore macérer pendant deux jours une poignée de fleurs de MATRICAIRE dans un litre de vin blanc. Cette préparation, qui est beaucoup plus active, se prend à la dose d'un verre à vin de Bordeaux, deux ou trois fois par jour; elle ranime les fonctions digestives et favorise le flux menstruel.

Nous trouvons dans *Roques*, que le suc exprimé de la plante et donné à la dose de 30 gr., une heure avant le paroxisme fébrile, a guéri des fièvres intermittentes.

C'est pour cela, dit-il, que les Anglais lui ont donné le nom de FEVERFEW.

La MATRICAIRE peut servir pour tanner, et les feuilles et les tiges teignent en jaune. (Rép. des plantes utiles, par Duchesne.)

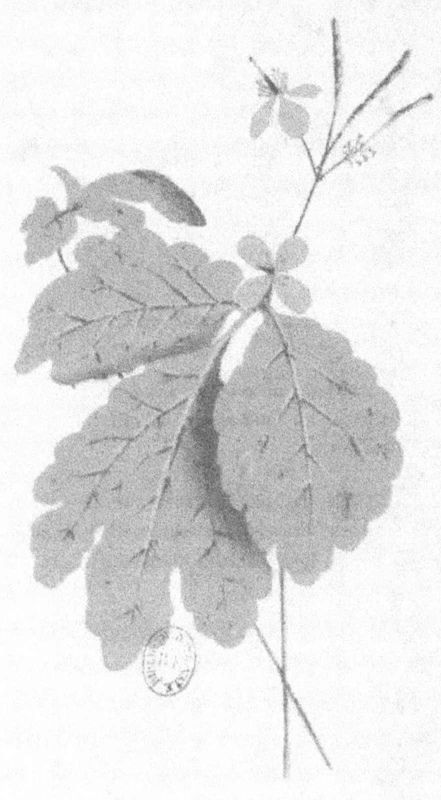

CHÉLIDOINE.

CHELIDONIUM MAJUS.

CHÉLIDOINE.

CHELIDONIUM MAJUS.

Famille des Papavéracées.

Étym. : du grec CHELIDON (hirondelle), parce que cette plante
fleurit à l'arrivée des hirondelles ; ou plutôt de l'arabe
KHARDOUN (suc jaune).

Syn. vulg. : Grande-Chélidoine, Eclaire, Grande-Eclaire,
Pelongne, Herbe-de-l'Hirondelle, Felongène, Herbe-à-l'Eclaire,
Herbe-aux-Verrues, Herbe dentaire, Herbe-aux-Boucs.

Plante vivace à suc laiteux devenant jaune rougeâtre
au contact de l'air. Souche épaisse. Tiges de 40 à 80
cent., dressées, rameuses, cassantes, pubescentes, à
longs poils épars mous. Feuilles molles, pétiolées, pinnatifides à lobes arrondis, incisés-crénelés, glabres,
glauques en-dessous. Fleurs jaunes, rassemblées plusieurs ensemble à la partie supérieure des ramifications
de la tige. Calice à deux sépales un peu colorés. Corolle

à quatre pétales ouverts, plans, entiers, plus étroits à la base; étamines en nombre indéterminé, égales; capsule linéaire siliquiforme, s'ouvrant en deux valves qui se détachent de la base au sommet. Graines olivâtres, luisantes.

La GRANDE CHÉLIDOINE est très-commune dans les lieux sauvages et incultes, auprès des vieux murs, au milieu des décombres, dans les lieux pierreux, secs ou humides. Elle fleurit d'avril à septembre. Cette plante est beaucoup plus active, croissant dans les endroits secs, que dans les lieux ombragés et humides. La racine, les feuilles et les fleurs sont les parties employées, mais il ne faut pas les récolter sur des sujets trop jeunes, ni trop grands, ni après la floraison.

Toute la plante, dans son état de fraîcheur, exhale une odeur désagréable que l'on a comparée à celle des œufs couvés. Elle a un goût amer accompagné d'une certaine âcreté qui diminue par la dessiccation, tandis que l'amertume augmente. Ces principes physiques sont dus à la présence d'un suc jaune orange dont toutes les parties de la plante sont largement imprégnées et qui s'en écoule à la plus légère incision. Elle contient de la chélidonine et de l'acide chélidonique.

Cette plante, qui avait été appréciée, dès la plus haute antiquité, par *Dioscoride*, *Galien*, qui, plus tard, le fut

par *Tournefort*, *Linné* et tant d'autres, ne nous paraît
pas mériter l'oubli auquel elle semble avoir été condamnée par les modernes, si l'on en juge par les services
qu'elle a rendus et qu'elle est appelée encore à rendre.

La CHÉLIDOINE est purgative, excitante, diurétique.
Elle est utile dans les engorgements abdominaux, l'hydropisie, l'ictère, les affections scrofuleuses, syphilitiques et dartreuses, la goutte. Les feuilles fraîches sont
rubéfiantes et vésicantes ; son suc âcre et caustique a
été utile en lotions sur les ulcères atoniques scrofuleux, les dartres, les excroissances, les verrues, les cors.

Comme toutes les plantes énergiques, la CHÉLIDOINE
doit être employée avec prudence, parce qu'à forte dose
elle peut occasionner des accidents et même la mort.
Elle agit, à la manière des poisons narcotico-âcres, en
irritant les organes de la digestion et en produisant un
assoupissement accompagné de délire et d'hallucination.

En raison même de son activité, elle produit, administrée avec précaution et à doses modérées, les meilleurs résultats dans les maladies énumérées ci-dessus.

La racine est la partie de la plante qui passe pour être
la plus énergique. *Galien* l'administrait en infusion dans
du vin blanc pour la guérison de l'ictère. On l'a employée
pour la même cause, bouillie dans de la bière. *Cazin* fait
connaître qu'il s'en est servi, de l'une et de l'autre

manière, dans l'hydropisie et dans les embarras atoniques des viscères. (Racine 25 à 50 gr. infusée dans un litre de vin blanc, à prendre chaque matin à la dose de de 30 à 60 gr.)

On prépare, avec les feuilles, une infusion ou une décoction à la dose de 15 à 30 gr. par litre d'eau.

Les anciens préparaient avec le suc de Chélidoine, du miel et de l'eau, un collyre qui est encore fort usité dans les campagnes.

Le suc des feuilles et des racines pur ou mêlé avec plus ou moins d'eau, selon que l'on veut lui donner plus ou moins d'activité, appliqué avec de la charpie sur des ulcères sordides, scorbutiques, atoniques, les modifie avantageusement et les met dans des conditions qui en favorisent la cicatrisation.

Le suc de cette plante, employé en pommade contre la teigne, a donné de bons résultats, dit *Ant. Bossu*. Voici la formule qu'il recommande à cet égard :

Suc de Chélidoine.......\
Savon blanc............ } de chaque 6 grammes.
Pommade camphrée....../

Après avoir mis le cuir chevelu à nu, au moyen de cataplasmes émollients, il faut lotionner avec une forte décoction de feuilles fraîches de Chélidoine pendant 6 à 8 minutes, et frictionner ensuite avec la pommade ci-dessus.

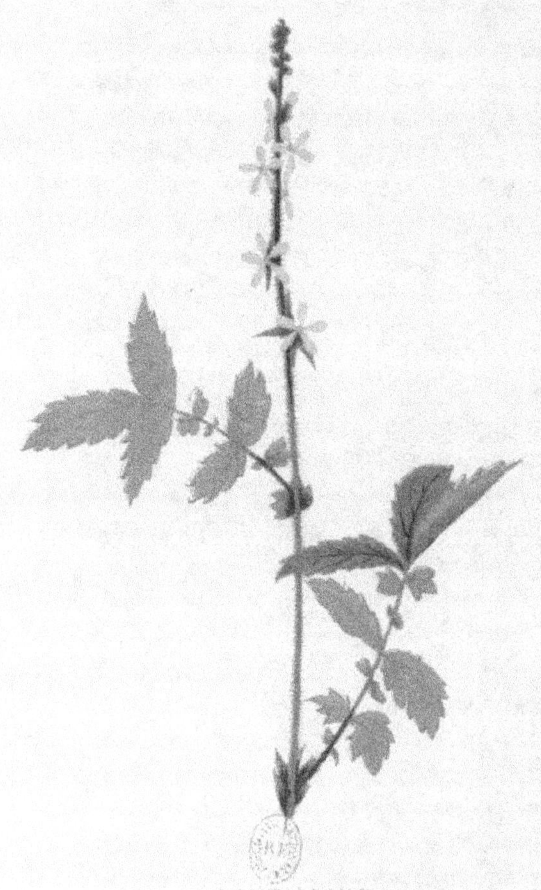

AIGREMOINE.

AGRIMONIA EUPATORIA.

AIGREMOINE.

AGRIMONIA EUPATORIA.

Famille des Rosacées.

Etym.: Suivant les uns d'AGRIMONIA, du grec ARGEMONE; suivant
les autres de AGER, AGRI (champs).

Syn. vulg.: Agrimoine, Ingremoine, Eupatoire-des-Grecs,
Eupatoire-des-Anciens, Francormier.

Plante vivace, herbacée, souche cespiteuse, épaisse.
Tige de 60 cent. environ, dressée, cylindrique, poilue.
Feuilles alternes, pubescentes en-dessus, velues, d'un
vert cendré en-dessous, entremêlées de folioles très-

petites, stipules foliacées, embrassantes, profondément incisées dentées. Fleurs jaunes, petites, disposées en grappes terminales. Calice à 5 divisions aiguës garnies en dehors de plusieurs filaments avec une stipule trifide sur le pédoncule. Corolle à 5 pétales ovales, étalés, 12 à 20 étamines courtes. Fruit akène 1 ou 2, renfermés dans le calice persistant ou hérissé.

L'Aigremoine croît abondamment le long des chemins herbeux, sur la lisière des bois, dans les pâturages et pelouses arides, où elle fleurit de juin à juillet.

Cette plante est douée d'une odeur agréable et légèrement aromatique à l'état frais, ainsi que d'une saveur un peu amère et astringente. Elle paraît contenir une huile essentielle et du tannin en assez grande proportion.

Autrefois, l'Aigremoine était fort estimée, surtout en Grèce, où on l'employait dans les maladies chroniques du foie.

Chomel recommande la décoction de cette plante dans du vin blanc, contre la rétention d'urine; l'eau distillée des feuilles, contre la toux, etc., etc. Mêlée à la Fumeterre, dans du petit lait, l'Aigremoine a été employée contre les maladies de la peau et les pâles couleurs. L'usage de cette plante, prise en forme de thé, a été très-vantée contre l'hydropisie. Les feuilles, réduites par la cuisson, puis mélangées avec son et vin rouge s'emploient encore contre les tumeurs et les engorgements articulaires.

Bœrhaave ne dédaignait pas l'emploi de cette modeste plante et la recommandait en infusion, à la dose d'une poignée de feuilles avec une pincée de sauge, comme gargarisme contre les maux de gorge.

De nos jours, l'AIGREMOINE paraît abandonnée de la médecine moderne, mais il ne faut pas oublier que ses propriétés stimulantes et fortement astringentes sont toujours les mêmes. Pour tisanne, l'infusion se fait avec 2 ou 3 pincées de feuilles par demi-litre d'eau.

Pour gargarisme, 30 gr. de feuilles par demi-litre d'eau miélée, ou du vinaigre, si l'on veut rendre le gargarisme plus astringent.

Pour cataplasme, la plante entière, bouillie avec du son de froment dans de la lie de vin, s'emploie pour les tumeurs, foulures, etc., etc.

Quelques auteurs modernes ont signalé les dangers de l'emploi inconsidéré de l'AIGREMOINE; c'est reconnaître implicitement que cette plante contient des principes très-actifs.

Les Cosaques nomades de la Petite-Russie se servent de sa décoction contre les vers de leurs bestiaux.

Au Canada, l'infusion des racines est employée avec succès dans les fièvres inflammatoires.

Enfin, les tiges, les feuilles et les fleurs non épanouies, fournissent une teinture jaune-foncé qui teint en jaune d'or très-solide la laine préalablement traitée par le bismuth.

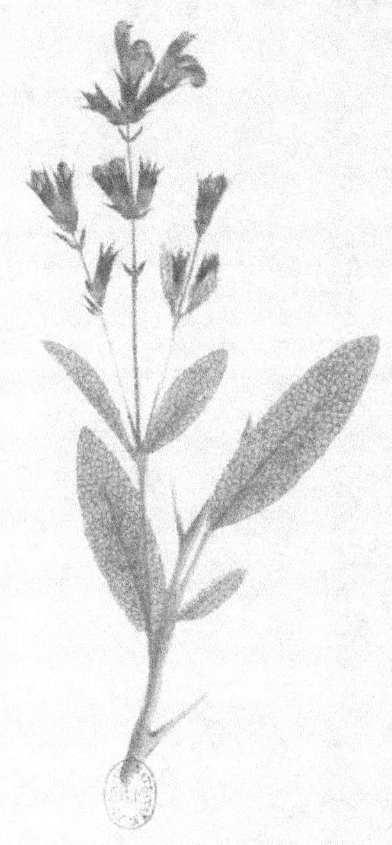

SAUGE.

SALVIA OFFICINALIS.

SAUGE.

SALVIA OFFICINALIS.

Famille des Labiées.

Etym.: De SALVARE (sauver), par allusion à ses propriétés
médicinales.

Syn. vulg.: Petite-Sauge, Sauge franche, Herbe sacrée, Sale,
Thé-de-France, Thé-de-Grèce, Sauge-de-Provence.

Plante vivace, sous-frutescente à la base. Tige qua-
drangulaire, pubescente, rameuse. Feuilles obtuses,
ovales-lancéolées ou lancéolées, rugueuses, très-fine-
ment crénelées, les jeunes tomenteuses-blanchâtres.
Fleurs assez grandes, d'un rose lilas ou violacées,
rarement blanches, disposées en une sorte d'épi formé
de verticilles ou glomérules rapprochés composés de
3-6 fleurs, bractées ovales-lancéolées, foliacées,
caduques. Calice tubuleux à 5 dents aiguës. Corolle
bilabiée, lèvre supérieure en casque, non comprimée,
l'inférieure à 3 lobes, dont le moyen est plus large,
émarginé, gorge garnie d'un anneau de poils. Style

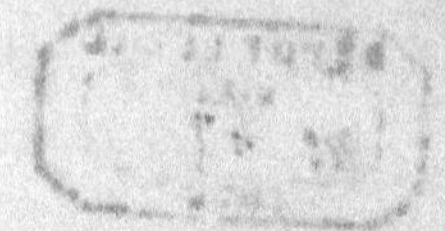

dépassant très-longuement la lèvre supérieure de la corolle. Akènes 4.

La Sauge est indigène dans la région méditerranéenne de la France. On la cultive dans les jardins potagers, où elle fleurit en juin-juillet. Les sommités fleuries se récoltent au temps de la floraison et les feuilles avant la pousse des tiges florales.

Cette plante a une odeur forte, pénétrante, une saveur chaude, amère, aromatique. Elle contient en grande proportion de l'huile volatile camphrée, de couleur verte, un peu d'acide gallique et de matière extractive.

La Sauge officinale est célèbre depuis la plus haute antiquité. Elle a été exaltée à cause de ses propriétés médicinales, et peu de plantes ont reçu autant de louanges, à tel point que l'école de Salerne prétend qu'avec la Sauge l'homme serait immortel s'il pouvait l'être :

> Cur moriatur homo, cui salvia crescit in horto ?
> Contra vim mortis non est medicamen in hortis.

Les qualités physiques de la Sauge sont d'exciter l'action des organes et d'activer la plupart des fonctions de l'économie animale.

Elle est, en conséquence, employée comme tonique, excitante, antispasmodique, cordiale, détersive et résolutive, contre la paralysie, les vertiges, les tremblements des membres, la goutte atonique, le rhumatisme chronique, les catarrhes, la toux avec expectoration, C'est un médicament utile dans les fièvres muqueuses.

L'influence de la SAUGE sur le système nerveux est reconnue et justement appréciée, ce qui a donné lieu à cet autre adage, aussi de l'école de Salerne :

Salvia confortat nervos manuum que tremorem tollit.

Comme la plupart des plantes aromatiques, la SAUGE a été employée avec succès dans la diarrhée, et *Cazin* fait connaître que les succès qu'il a obtenus de l'infusion de SAUGE édulcorée avec le sirop de coing, dans les diarrhées abondantes et épuisantes des enfants à la mamelle, confirment pleinement cette propriété.

A l'extérieur, la SAUGE n'est pas moins précieuse : « Ses vertus cicatrisantes sont indubitables, disent *Trousseau* et *Pidoux*, et nous avons vu plusieurs fois les ulcères atoniques des jambes se fermer, se couvrir d'un tissu cutané nouveau, par l'application de compresses imbibées de vin cuit avec la SAUGE et le miel, et même d'une simple décoction de SAUGE. Les pansements ainsi faits sont aussi fort utiles aux ulcères scrofuleux des joues. »

M. *Jobert*, de Lamballe, employait avec succès, dans le traitement des ulcères atoniques et scrofuleux, une pommade préparée avec la Sauge et le Lierre terrestre. (Sauge et Lierre terrestre de chaque, 30 gr., saindoux 250 gr., cire blanche 45 gr.)

Dans les contrées froides et humides de nos départements du Nord, dit *Cazin*, les habitants de la campagne font usage de la Sauge en guise de thé ; ils prétendent, avec raison, que cette boisson les préserve des fièvres. Les Grecs modernes s'en servent habituellement de cette manière, ce qui l'a fait appeler, dans l'Orient, le Thé des Grecs.

Les feuilles de Sauge se prennent en infusion à la dose de 10, 15 et 25 gr. par litre d'eau, pour tisane ; 30 à 60 gr. pour même quantité d'eau, en lotions, fomentations, gargarismes toniques, antiseptiques, résolutifs.

Le vin, comme fébrifuge, à la dose de 60 à 100 gr.

Ce vin se prépare de la manière suivante :

Prenez feuilles de Sauge, 2 onces (62 gr.), faites infuser à une douce température dans un demi-litre d'eau et autant de vin rouge ou blanc de bonne qualité. Après 12 heures d'infusion, passez la liqueur.

Nous ajouterons qu'il est bon de laver avec soin les feuilles de cette plante avant d'en faire usage, la poussière et d'autres impuretés se fixant facilement entre les papilles qui en rendent la surface comme chagrinée.

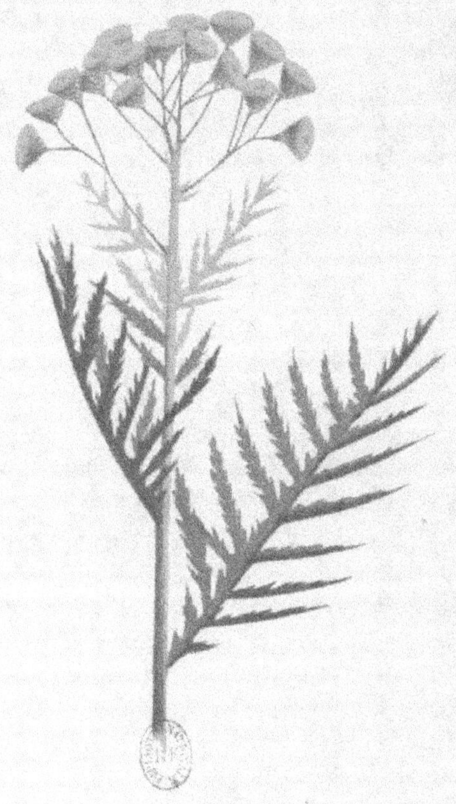

TANAISIE.

TANACETUM VULGARE.

———

TANAISIE.

TANACETUM VULGARE.

———

Famille des Composées.

Etym. très-imparfaitement déterminée.

Syn. vulg.: Herbe-aux-Vers, Barbotine, Herbe amère, Herbe-
de-Saint-Marc, Sent-Bon, Tanaisie commune, Larmise,
Remise, Tanacée.

Plante vivace de 60 centim. à 1 mètre et plus. Tiges
dressées, robustes, glabres, simples en bas, donnant
naissance en haut aux rameaux de l'inflorescence.
Feuilles presque glabres, pinnatiséquées, à segments
oblongs-allongés, pinnatifides, décurrents sur la côte

moyenne ou rachis qui est ainsi ailé, lobé. Capitules disposés en corymbes très-rameux, compactes. Involucre à folioles glabres, scarieuses au sommet. Fleurons jaunes tous tubuleux, ceux de la circonférence presque filiformes, ordinairement femelles ; ceux du centre hermaphrodites. Akènes couronnés d'un rebord membraneux.

La Tanaisie est commune sur le bord des rivières, sur le bord des routes, dans les lieux incultes, humides et pierreux, — souvent cultivée dans les jardins et dans les vignes.

Elle fleurit de juillet à septembre.

Toutes les parties de la Tanaisie exhalent une odeur forte, balsamique, très-pénétrante, désagréable à plusieurs personnes. Leur saveur est aromatique et très-amère. Cette plante donne à l'analyse de l'huile volatile camphrée, une matière extractive et du tannin. L'infusion des feuilles noircit le sulfate de fer.

La Tanaisie possède des vertus énergiques qu'on ne saurait nier, cependant, elle est fort peu usitée, si ce n'est, et avec raison, par la médecine populaire. Elle est tonique, excitante, vermifuge, antispasmodique et emménagogue. On a employé avec le plus grand succès les semences et la plante en infusion et en cataplasmes sur le ventre pour expulser les vers lombrics. La TANAISIE peut remplacer l'absinthe dans les maladies atoniques, la chlorose, les fièvres intermittentes.

A l'extérieur, elle a été utilisée soit en cataplasmes, en fomentations ou en frictions dans les entorses, les contusions, les rhumatismes chroniques, les ulcères atoniques, sordides, vermineux ou gangreneux.

D'après *Linné*, les femmes laponnes font usage de la TANAISIE, dans les bains de vapeur, pour détendre et donner plus de souplesse aux parties sexuelles, afin de faciliter leur accouchement.

On prétend que répandue entre les matelas, elle chasse ou fait mourir les puces et les punaises.

Les préparations se font de la manière suivante :

Infusion (sommités fleuries) : 4 à 15 gr. par kilog. d'eau bouillante ;

(Graines) 8 à 16 gr. pour 500 gr. d'eau ou de lait, comme vermifuge.

Les feuilles, appliquées en cataplasme sur le bas-ventre, seules ou avec de l'ail, ou bien encore les lavements préparés avec cette plante et le lait, sont considérés comme un des meilleurs moyens pour détruire les vers.

Dans les campagnes, on emploie la Tanaisie infusée dans le vin et la bière, comme fébrifuge et emménagogue.

Dans le Nord, il paraît qu'on se sert de la Tanaisie comme assaisonnement.

En Finlande, on retire une teinture jaune-verte des feuilles.

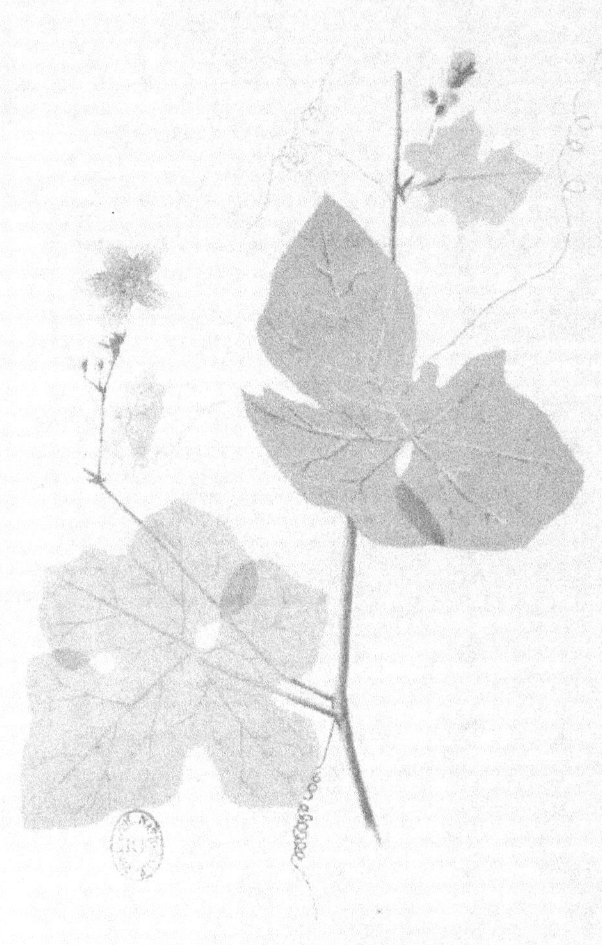

BRYONE.

BRYONIA DIOICA.

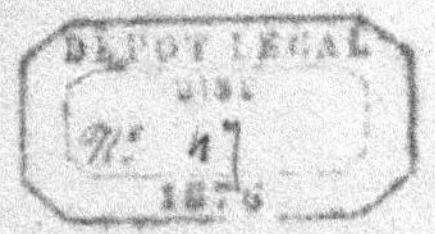

BRYONE.

BRYONIA DIOICA.

Famille des Cucurbitacées.

Étym.: Du grec *bruô* (je végète avec force).

Syn. vulg.: Couleuvrée, Navet-du-Diable, Navet galant, Vigne blanche, Rave-de-Serpent, Colubrine, Feu-Ardent, Gros-Navet, Ipécacuanha indigène, Navaubourge, Paré, Racine vierge, Vigne-du-Diable.

Plante vivace. Racine pivotante, très-épaisse, charnue, farineuse, souvent rameuse. Tiges assez grêles, sarmenteuses, ordinairement très-longues, anguleuses, rudes, munies de vrilles roulées en spirales et naissant avec les pétioles. Feuilles pétiolées, palmatilobées, rudes, hérissées de poils courts, à lobes anguleux sinués, le terminal plus long et plus aigu. Fleurs dioïques assez petites, d'un blanc verdâtre, les mâles plus grandes que les femelles, en corymbes longuement pédonculés ; les femelles en corymbes moins longuement pédonculés ou subsessiles, quelquefois solitaires ; fruit : baie rouge à la maturité, à suc visqueux.

La BRYONE est commune dans les haies et les buissons, où elle glisse et entortille ses longues tiges volubiles autour des arbustes, à la manière des serpents, d'où lui est venu le nom de Couleuvrée. Elle fleurit de juin à juillet. On récolte la racine à l'automne ou dans l'hiver ; on la coupe en rouelles que l'on enfile en chapelet pour la faire sécher à l'étuve.

Toute la plante a une odeur nauséeuse ; la racine renferme une grande quantité de fécule, une huile volatile concrète, de la résine, quelques sels et de la *Bryonine*, principe actif de la plante. L'odeur des baies est désagréable, leur saveur est fade ; on prétend que plusieurs personnes, après en avoir mangé une certaine quantité, n'ont éprouvé aucun effet nuisible.

La BRYONE est connue depuis longtemps comme un de nos purgatifs les plus violents. *Hippocrate*, lui-même, en fait mention. Aujourd'hui, comme tant d'autres plantes, elle paraît abandonnée par la médecine. Cependant, ses propriétés médicinales ont été, par quelques praticiens, utilisées contre l'hydropisie, la dyssenterie, les fièvres muqueuses et vermineuses, les obstructions du bas-ventre, l'épilepsie, l'hystérie, les paralysies atoniques, le rhumatisme chronique, les affections de poitrine où les expectorants sont indiqués.

Dans les campagnes, on fait un fréquent usage de la Bryone soit comme vomitif, soit comme purgatif ou diurétique, mais nous ne saurions trop répéter qu'à cause de son énergie, c'est un médicament qui ne saurait être utilement employé que par des mains prudentes et exercées, afin d'éviter les accidents irrémédiables qui sont souvent la conséquence de son emploi irréfléchi.

Quelques auteurs ont placé la Bryone sur la même ligne que le Jalap, d'autres l'ont comparée à l'Ipécacuanha, comme émétique. Enfin, on l'a donnée comme un incisif, un fondant, un purgatif, un diurétique précieux lorsqu'on l'emploie à petites doses et bien préparée.

A l'état frais, la racine de Bryone est un caustique très-puissant; desséchée, elle conserve une grande amertume, mais dans cet état son volume diminue considérablement ainsi que son énergie purgative et irritante. On l'a comparée aussi au Manioc, parce que, purgée de tout son suc par des lavages réitérés, on en retire une fécule fine et blanche susceptible de fournir une substance alimentaire.

En Allemagne et en Suède, les paysans creusent la

racine de Bryone fraîche et la remplissent de bière, dans l'espace d'une nuit cette boisson devient émétique et purgative. Ils la coupent par tranches minces qui, appliquées sur la peau, servent d'exutoires.

Dioscoride et *Galien* nous apprennent que, de leur temps, les jeunes pousses servaient d'aliment comme les asperges.

A l'extérieur, on se sert de la pulpe fraîche et du suc, seuls ou avec mie de pain, farine, etc., pour cataplasmes résolutifs, vésicants.

La racine sèche en poudre se prend à la dose de 1 à 2 gr.

Bœrhaave faisait macérer 15 à 30 gr. de la racine sèche dans 2 litres de vin. « Si, dit-il, on prend une once de ce vin, on purge par haut et par bas, et de cette manière on guérit souvent l'hydropisie. »

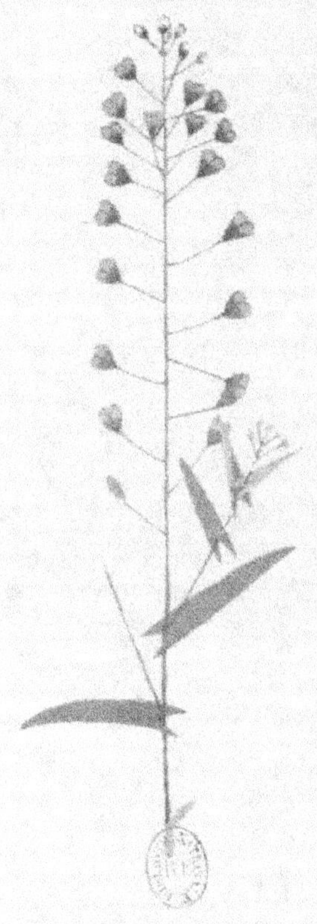

BOURSE A PASTEUR.
(CAPSELLA BURSA PASTORIS.)

BOURSE-A-PASTEUR.

CAPSELLA BURSA-PASTORIS.

Famille des Crucifères.

Etym. : De ΘΛΑΩ (je comprime), et de ΑΣΠΙΣ (bouclier), à cause de la forme des silicules.

Syn. vulg. : Capselle, Bourse-de-Capucin, Bourse-à-Berger, La Bourse-à-Judas, Boursette ou Bourserette, La Tire-Langue, La Houlette, Molette, Molette-des-Pasteurs, Molette-à-Berger, Moutarde sauvage, Moutarde-de-Mithridate, Tabouret, Thlaspi, Malette, Mallette-à-Berger, Millefleur, Monfette.

Plante annuelle. Racine pivotante, filiforme. Tiges solitaires ou nombreuses, de 15 à 60 cent., dressées, cylindriques, pubescentes en bas, simples ou rameuses.

Feuilles d'un vert glauque, pubescentes, ciliées ; les radicales disposées en rosette, pinnatifides à lobes triangulaires ou linéaires ; les supérieures entières, sagittées, amplexicaules. Fleurs petites, blanches, régulières ; silicules disposées en grappes très-longues ; fruits secs, triangulaires, obcordés, terminés par le style.

La Bourse-a-Pasteur est très-commune partout, sur le bord des chemins, dans les champs cultivés et incultes, les décombres et le long des haies, où elle fleurit pendant presque toute l'année.

Cette plante, par sa saveur, rappelle faiblement celle des crucifères. Elle renferme un principe résineux amer.

Les anciens la considéraient comme un astringent souverain. Ils l'employaient dans les diarrhées, les dyssenteries, les hémorrhagies passives, le crachement de sang, l'hématurie et les menstruations trop abondantes.

Chomel employait indifféremment la poudre des feuilles sèches dans du vin rouge, l'eau distillée des feuilles ou leur décoction.

Matthiole recommandait la décoction de la Bourse-a-Pasteur, avec de l'eau de pluie et du Plantain, pour la dyssenterie, les douleurs d'intestins et contre les crachements de sang.

Cette plante était aussi employée, pilée, en topique, sur les douleurs rhumatismales, les plaies récentes, tant pour arrêter l'hémorrhagie que pour prévenir l'inflammation.

Boerhaave, lui-même, avait reconnu les vertus de la BOURSE-A-PASTEUR, mais il paraît qu'aujourd'hui on n'y croit plus guère.

Cependant, quelques médecins modernes n'ont pas renoncé à son emploi dans les maladies sus-désignées, et leurs clients s'en sont bien trouvés. Voici comment ils font usage de la plante :

A l'intérieur (décoction), 30 à 40 gr. par litre d'eau.

(Infusion) Herbe sèche, 100 gr., eau bouillante 1 litre, 2 heures d'infusion.

Vin, herbe fraîche 180 gr., à macérer pendant huit jours dans 1 litre de vin de Bordeaux, passer avec expression et filtrer ; dose : 2 cuillerées d'heure en heure.

[illegible]

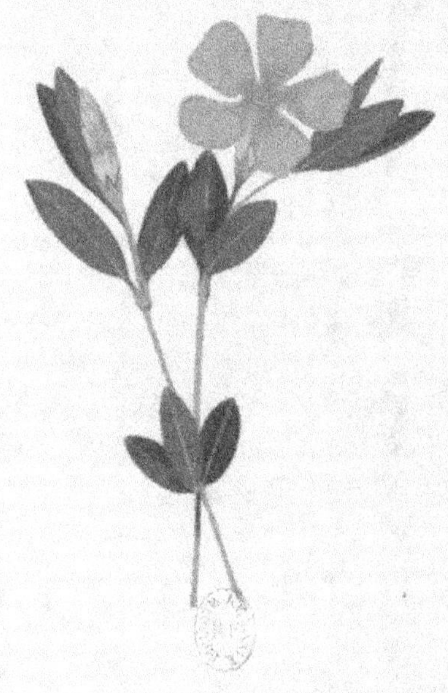

PERVENCHE.
VINCA MINOR.

PERVENCHE.

VINCA MINOR.

Famille des Apocynées.

Etym : Du latin PERVINCA, probablement de PERVINCERE
(vaincre), à cause qu'elle vainc les maladies (Littré).

Syn. vulg.: Petite-Pervenche, Violette-des-Sorciers, Petit-
Pucelage, Bergère, Herbe-à-Capucin, Provence, Herbe-
au-Pucelage.

Plante vivace. Tiges de 2-8 décimètres, sarmenteuses, couchées, radicantes au niveau des nœuds
inférieurs, glabres ; les rameaux florifères courts,
dressés. Feuilles opposées, un peu coriaces, glabres,
luisantes, oblongues ou ovales lancéolées, à pétiole
très-court muni au sommet de deux petites glandes.
Fleurs bleues, quelquefois blanches, solitaires sur un
pédoncule assez long et axillaire. Calice 5-fide, corolle

tubuleuse à 5 lobes obliquement tronqués, tube élargi et pentagonal au-dessus de l'insertion des étamines, gorge fermée par des poils, par les anthères conniventes et couronnée par une membrane annulaire à 5 plis opposés aux lobes de la corolle. Étamines 5. Style à 2 stigmates. Fruit composé de 2 follicules cylindriques, à bords fortement infléchis en dedans, ou réduit à un seul follicule par avortement. Graines peltées dépourvues d'aigrette.

Cette jolie plante étale ses fleurs d'un bleu pur et céleste dans les mois d'avril et de mai. On la rencontre dans les bois, les lieux humides et ombragés.

La Pervenche est complètement inodore ; sa saveur, qui devient astringente après la dessication, est simplement amère dans l'état frais. Bien qu'on ne paraisse pas s'être occupé de son analyse chimique, on a cependant remarqué que son principe amer est dissoluble dans l'eau, de sorte que l'infusion aqueuse de cette plante est douée d'une grande amertume et donne un précipité noir par le contact du sulfate de fer.

On attribue à la Pervenche des propriétés astringentes, vulnéraires et fébrifuges. Elle a été employée dans le crachement de sang non accompagné de fièvre, contre les flueurs blanches ; en gargarismes contre l'esquinancie, en lotions dans le pansement des plaies et des ecchymoses ; en applications topiques contre les engorgements laiteux du sein.

Les feuilles de la PETITE PERVENCHE font partie du Faltranck, espèce de Thé composé de plantes vulnéraires récoltées sur les montagnes de la Suisse et de l'Allemagne, dont on fait un fréquent usage à la suite de contusions violentes.

Selon quelques auteurs, si l'on met de la PERVENCHE dans un tonneau de vin trouble, on le rétablira en quinze jours.

Les feuilles de cette plante, d'après *De Candolle*, ont été quelquefois employées à tanner les cuirs.

La PERVENCHE s'emploie (verte) en décoction à la dose de 30 gr. par 500 gr. d'eau ; — (Sèche) 15 gr. pour la même quantité d'eau.

Dans les campagnes, on la considère comme un anti-laiteux par excellence, et il est rare que les femmes qui sèvrent leurs enfants n'en prennent pas pendant quelque temps en infusion.

Mᵐᵉ de Sévigné était convaincue que sa fille, Mᵐᵉ de Grignan, lui devait sa guérison dans une maladie laiteuse, ainsi qu'il résulte de ce passage d'une de ses lettres : « Cette chère PERVENCHE pouvait faire des merveilles dans cet état. Je suis ravie que vous l'ayez trouvée à votre point ; on dirait qu'elle est faite pour vous.

Quand vous redevintes si belle, on disait : *Mais sur quelle herbe a-t-elle marché?* Je répondais : *sur de la Pervenche.* »

« Guérissez-vous avec votre bonne PERVENCHE, bien verte, bien amère, mais bien spécifique à vos maux, et dont vous avez senti de grands effets. » (Sévigné, 1684.)

Cette plante ne manque pas, d'ailleurs, d'une certaine célébrité. En Etrurie, par exemple, on en couronnait la tête des jeunes filles, en les conduisant au lieu de sépulture. On en formait des guirlandes que l'on suspendait aux portes des maisons et des villes, lorsque dans les cérémonies publiques, il s'agissait de la réception de quelque personnage important.

La PETITE PERVENCHE rappelait à J.-J. Rousseau les douces émotions de sa jeunesse. C'est que Mme de Warens la lui avait fait connaître aux Charmettes. (Confessions, livre VI.)

La GRANDE PERVENCHE (Vinca major) ne diffère guère de la précédente que par sa grandeur. Ses tiges sont moins couchées ; ses feuilles plus larges, un peu ciliées ; les fleurs belles et grandes. Cette plante, d'ailleurs, ne croît que dans les contrées méridionales, aux mêmes lieux que la PETITE PERVENCHE. Elle est cultivée dans les jardins paysagers et ses propriétés seraient les mêmes que celles de cette dernière.

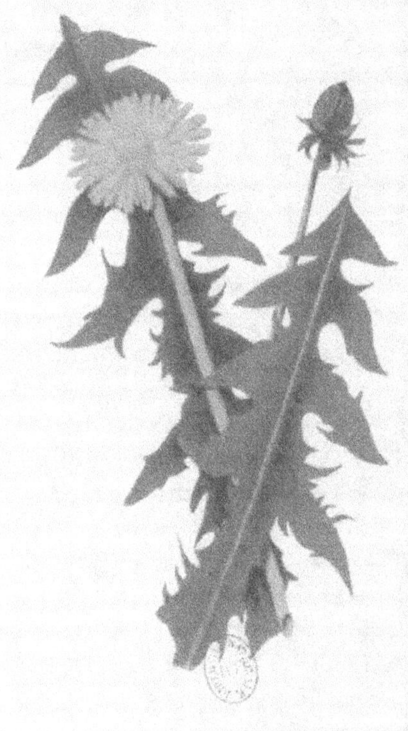

PISSENLIT.

TARAXACUM DENS LEONIS.

PISSENLIT.

TARAXACUM DENS LEONIS.

Famille des Composées.

Etym. : Son nom de Pissenlit lui vient de ses propriétés
diurétiques.

Syn. vulg. : Chopine, Cochet, Couronne-de-Moine, Dent-de-
Lion, Laitue-de-Chien, Liondent, Salade-de-Taupe, Tête-
de-Moine.

Plante vivace, acaule ; souche épaisse terminée en
racine pivotante. Feuilles toutes radicales, disposées en
rosette, oblongues, atténuées en pétiole à la base,
roncinées à lobes inégaux, triangulaires aigus, dentés
incisés ou presque entiers, rarement entières ou sinuées.
Fleurs jaunes ou d'un jaune orange, en capitules terminaux, solitaires sur des pédoncules radicaux (hampes)

nus, fistuleux, involucre à folioles extérieures étalées ou réfléchies, rarement dressées pendant la floraison, toutes réfléchies à la maturité, réceptacle nu, demi-fleurons hermaphrodites, quinquéfides; 5 étamines synanthères, laissant passer dans leur tube un style à 2 stygmates roulés en dehors. Akènes surmontés d'une aigrette.

Cette plante fleurit d'avril à octobre et croît en abondance dans les prairies, sur le bord des chemins et dans le voisinage des habitations.

Le Pissenlit est sans odeur, toutes ses parties contiennent un suc laiteux, amer, où la chimie a trouvé un principe extractif, de la résine verte, de la fécule, du nitrate de potasse et de l'acétate de chaux.

On l'a recommandé comme tonique, fondant, apéritif et diurétique dans les hydropisies et les obstructions viscérales. C'est en même temps un léger dépuratif semblable à la Chicorée et qui, peut-être, lui est préférable, que l'on emploie utilement dans les débilités de l'estomac à la fin des fièvres muqueuses, dans les affections scorbutiques et dartreuses.

L'usage du Pissenlit remonte à une époque très-reculée. *Matthiole* employait la décoction de toute la plante contre la jaunisse. Son jus, dit-il, est bon à ceux qui ont une gonorrhée.

Dans les campagnes, on a la plus grande confiance dans ses vertus, et ce n'est pas toujours sans succès qu'il est employé. Aucune autre chicoracée ne fournit autant de suc laiteux que le PISSENLIT, mais pour en obtenir de bons effets, il faut le donner à haute dose, soit dans du petit lait, soit dans du bouillon de veau. Ce traitement, quand on a le choix de la saison, réussit beaucoup mieux au printemps ou au commencement de l'été, époque de l'année où la plante jouit de toutes ses vertus.

Le suc de PISSENLIT, mêlé avec celui de Saponaire et de Trèfle d'eau, est un puissant remède, dit *Rocques*, contre les dartres invétérées, surtout contre les fièvres quartes entretenues par l'engorgement des glandes.

Zimmermann, qui regardait le suc des chicoracées comme le meilleur fondant des tubercules pulmonaires, en faisait également usage dans le traitement des hydropisies rebelles ; appelé un jour auprès du Grand-Frédéric, atteint d'une hydropisie de poitrine, il lui prescrivit l'usage du suc de PISSENLIT à haute dose, qui le soulagea beaucoup en excitant la secrétion urinaire.

Le PISSENLIT fournit au printemps une salade légèrement amère, mais saine et appétissante. On mange seulement les feuilles tendres et les jeunes pousses. On peut les faire cuire et les apprêter comme la Chicorée.

Cette plante est recherchée par la chèvre et la vache, ainsi que par les moutons et les agneaux. Les chevaux n'en veulent pas.

La racine de cette plante s'emploie en décoction et en infusion à la dose de 50 à 60 gr. par litre d'eau.

Le suc exprimé des feuilles se prend à la dose de 50 à 150 gr.

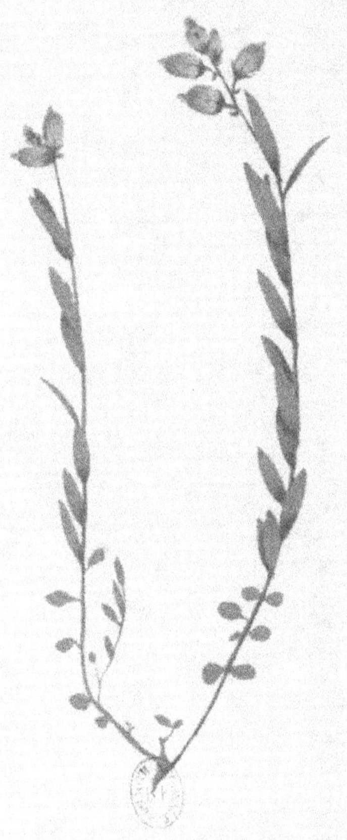

POLYGALA.

POLYGALA VULGARIS.

POLYGALA.

POLYGALA VULGARIS.

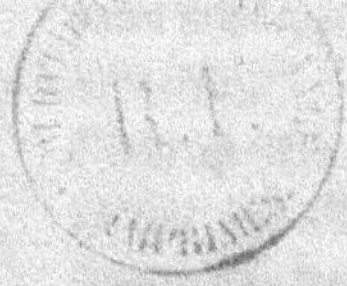

Famille des Polygalées.

Etym. : Du grec POLUS (beaucoup), GALA (lait), de ce que cette plante, dans les pâturages, augmente la production du lait des vaches.

Syn. vulg : Laitier, Laitier commun, Herbe-au-Lait, Polygalon.

Plante vivace de 10 à 30 cent. de hauteur, à tiges herbacées couchées à la base ascendantes ou dressées, feuillées dans toute leur longueur, plus rarement nues à la base, à rameaux florifères naissant à diverses hauteurs. Feuilles inférieures éparses oblongues-obovales atténuées à la base, ordinairement plus courtes que les supérieures. Fleurs bleues ou roses, rarement blanches, en grappes multiflores. Calice à 5 sépales très-inégaux, les deux intérieurs (ailes) beaucoup plus grands, pétaloïdes devenant membraneux, herbacés à la maturité. Corolle caduque à 3 pétales, l'inférieur à limbe profondément lacinié sous forme de crête à lanières disposées sur deux rangs. Etamines 8 à filets soudés aux pétales, style simple, dilaté, à stigmate concave et comme à deux lèvres, dont la supérieure est dressée et beaucoup plus longue; fruit capsulaire membraneux.

Cette charmante petite plante, qui fleurit de mai à juillet, produit, par la variété des couleurs de ses fleurs tantôt d'un bleu vif ou violet, tantôt purpurines, rouges ou blanchâtres, ou bien encore lavées de rose, un très-bel effet sur les pelouses des collines, sur la lisière des bois, dans les bruyères et les prairies sèches.

Le Polygala est inodore, mais sa saveur est remarquable par une amertume qui persiste longtemps. Ses propriétés paraissent résider particulièrement dans l'écorce de sa racine. L'eau et l'alcool sont également susceptibles de s'emparer de ses principes actifs; on en obtient un extrait aqueux et un extrait résineux qui offrent les propriétés toniques qui caractérisent les amers.

Ces propriétés paraissent se porter principalement sur les organes respiratoires. Aussi le Polygala a-t-il été employé dans les catarrhes chroniques accompagnés d'expectoration plus ou moins abondante et dans l'asthme humide.

Les anciens faisaient prendre de cette plante en infusion pour augmenter le lait des nourrices.

Il existe une autre espèce de POLYGALA dont la réputation est plus grande que celle du POLYGALA commun et avec laquelle il est d'ailleurs souvent confondu. C'est le POLYGALA amer (Polygala amara). Il ne diffère de ce dernier que par sa petitesse et surtout par ses feuilles plus larges que celles des rameaux florifères, et rapprochées en rosette au sommet des tiges. On le rencontre aux mêmes lieux, plus particulièrement dans les bois herbeux, un peu humides, les prairies montueuses, et surtout sur les coteaux calcaires.

Toutes les parties de cette plante, la racine principalement, sont d'une amertume très-prononcée. Comme le POLYGALA commun, son action se porte sur les organes respiratoires, mais, si la dose est un peu forte, elle provoque presque instantanément la purgation.

Le POLYGALA amer, suivant *Gauthier*, étant plus actif que le POLYGALA vulgaire, ne doit être administré que dans les cas où manque toute la réaction fébrile ; tandis que ce dernier peut être donné dans les diverses phases des affections de poitrine.

Il est rare de trouver le Polygala amer dans le commerce, et ce qu'on donne sous ce nom n'est ordinairement que du Polygala vulgaire. Quelquefois même ces deux plantes sont mélangées au Polygala de Virginie (Polygala Senega), dont les propriétés sont plus actives.

On emploie les semences du Polygala commun en infusion à la dose de 50 gr. par litre d'eau; cette tisane coupée avec du lait, est excellente pour les natures affaiblies par les toux persistantes.

La racine du Polygala amer s'emploie en décoction, à la dose de 8 à 15 gr. par litre d'eau, comme tonique.

En poudre, 50 centig. à 2 gr. comme purgatif.

En Sibérie, il paraît que ces plantes sont employées contre la syphilis.

C'était avec la fleur du Polygala que les anciens avaient coutume de couronner leurs vierges lorsqu'ils faisaient des processions autour des champs pour demander à Dieu la fertilité de la terre.

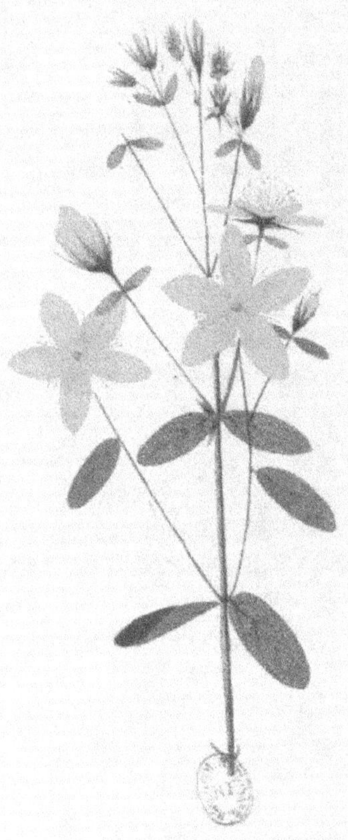

MILLEPERTUIS.

HYPERICUM PERFORATUM.

MILLEPERTUIS.

HYPERICUM PERFORATUM.

Famille des Hypéricinées.

Etym.: Allusion aux ponctuations des feuilles simulant des petits trous.

Syn. vulg.: Millepertuis perforé, Herbe-de-Saint-Jean, Herbe-aux-piqûres, Trescalan, Chasse-Diable, Herbe-à-Millepertuis, Herbe-à-Mille-Trous, Trucheran jaune, Le Truscalan.

Plante vivace. Tiges dressées ou ascendantes, ordinairement rameuses, glabres, avec des entre-nœuds offrant deux lignes peu saillantes, de 30 à 80 cent. de hauteur et quelquefois plus. Feuilles opposées, sessiles, elliptiques-oblongues, à points transparents nombreux, dus à des vésicules remplies d'une huile essentielle et qui simulent de petits pertuis. Fleurs jaunes disposées en panicules terminales très-multiflores ; calice à

5 sépales linéaires pointus ; corolle à 5 pétales longs, marqués sur les bords de très-petits points noirâtres ; étamines en nombre indéfini, hypogynes, à filets ordinairement réunis à la base en 5 faisceaux opposés aux pétales. Ovaire libre ; 3 styles divergents. Capsule à 3 loges polyspermes.

On rencontre le MILLEPERTUIS dans les endroits secs, les lisières et clairières des bois, le bord des chemins et dans les terrains en friche. Il fleurit en juin-août. Lorsque l'on veut récolter les fleurs, il faut les choisir avant leur entier épanouissement.

Cette plante a une odeur peu prononcée, à moins qu'on ne froisse les feuilles entre les doigts ; sa saveur est amère, astringente, un peu résineuse et salée.

Le MILLEPERTUIS est une plante qui a joui d'une réputation immense dans l'antiquité et que, comme tant d'autres, la médecine moderne a néanmoins abandonnée, avant de s'assurer, par des expériences sérieuses, de ses propriétés, qui sont cependant d'une incontestable activité et que l'on ne saurait nier.

Le MILLEPERTUIS (et principalement les sommités fleuries) est astringent, excitant, vermifuge et vulnéraire, et dans quelques pays il est employé contre la dyssenterie.

C'est un stimulant balsamique qui a une action marquée sur le système broncho-pulmonaire et sur l'appareil urinaire. *Cazin* dit avoir employé avec avantage l'infusion théiforme des sommités de cette plante dans les affections catarrhales pulmonaires chroniques, dans l'asthme et même la phthisie avec expectoration purulente. Il s'est également servi du MILLEPERTUIS mélangé à la racine d'Aunée, au Lierre terrestre, au Lichen pulmonaire ou au Lichen d'Islande, dans les affections chroniques de la poitrine.

Le MILLEPERTUIS s'emploie à l'extérieur sous forme de liniment, d'onguent, d'emplâtre, pour résoudre les contusions et les plaies.

Les feuilles et les fleurs macérées dans l'huile d'olive ont de tout temps été considérées comme un excellent vulnéraire propre à favoriser la cicatrisation des plaies.

Il paraît même, suivant *Haller*, que le suc tiré de l'herbe broyée et infusée dans le vin, serait préférable comme vulnéraire cicatrisant.

C'est un remède des plus simples que l'on peut expérimenter facilement.

A l'intérieur, l'infusion des sommités fleuries se prépare à la dose de 15 à 30 gr. par litre d'eau.

On prétend qu'en Suède les boutons des fleurs servent à colorer les eaux-de-vie de grain.

Les feuilles, les fleurs et les tiges ont la propriété de teindre en jaune.

Toute la plante, dit-on, peut être employée au tannage.

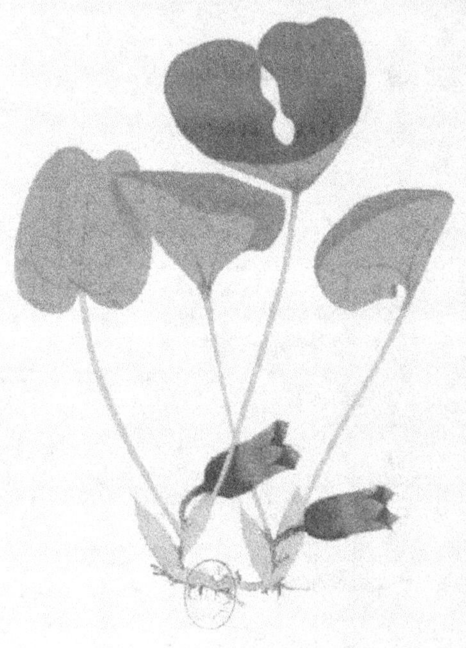

CABARET.

ASARUM EUROPŒUM.

CABARET.

ASARUM EUROPŒUM.

Famille des Aristolochiées.

Étym. : Du grec ASARON, qui signifie *je n'orne pas*, parce que, suivant Pline, cette plante n'était jamais employée dans les couronnes ou dans les guirlandes dont on se parait dans les fêtes. Le nom de *Cabaret* vient, dit-on, de l'usage que l'on fait de la racine, dans certains pays, pour dissiper l'ivresse ; celui d'*Oreille-d'Homme*, de la forme des feuilles ; celui de *Nard sauvage*, des propriétés énergiques de la plante, ou de sa ressemblance accidentelle, quant à l'odeur, avec les Valérianes, dont trois espèces portaient le même nom chez les anciens.

Syn. vulg. : Asaret, Asarine d'Europe, Girard-Roussin, Nard sauvage, Nard commun, Nœud sauvage de Girard-Roussin, Oreille-d'Homme, Oreillette, Oreillet, Panacée des Fièvres quartes, Rondelle, Rondelette.

Plante vivace, à rhizome longuement traçant et à fibres radicales blanchâtres. Tiges très-courtes, munies

inférieurement d'écailles membraneuses, portant supérieurement 1-2 paires de feuilles. Feuilles réniformes,
opposées, assez amples, longuement pétiolées, coriaces,
vertes et luisantes en dessus, d'un vert pâle en dessous.
Fleurs d'un pourpre noirâtre, petites, solitaires, brièvement pédicellées, naissant à la bifurcation des pétioles,
près de terre. Calice campanulé urcéolé, velu en
dehors, à limbe trifide. Étamines 12, à filets courts,
libres, insérées sur le disque qui revêt le sommet de
l'ovaire, style court. Capsule coriace, à 6 loges polyspermes.

Le CABARET croît dans les lieux pierreux ombragés,
les bois montueux humides du Midi de la France et
même des environs de Paris, où, cependant, il est
assez rare. On le rencontre cultivé dans les jardins. Il
fleurit en avril-mai. La récolte de la racine doit se faire
avant la floraison et à l'automne, les feuilles pendant
l'été.

Il s'exhale de toutes les parties du CABARET, notamment de sa racine, une odeur forte, pénétrante, analogue à celle du poivre, comparée par quelques-uns à
celle de la Valériane et du Nard celtique, qui se développe surtout lorsqu'on écrase le chevelu entre les doigts.
Elle fournit à la distillation une huile volatile camphrée,
cristallisable en lames carrées et nacrées. On a encore

retiré de la racine du CABARET une huile grasse très-
âcre, une matière brune, soluble dans l'eau, d'une
saveur amère et nauséeuse, de la fécule, du citrate et
du malate de chaux.

Les propriétés médicinales du CABARET sont connues
depuis des siècles. Les botanistes et les médecins de
l'ancien temps, tels que *Pline*, *Dioscoride*, *Galien*,
Mésué, etc., ont célébré ses vertus, dont la réputation
s'est soutenue jusqu'à nos jours.

Toute la plante est excitante, émétique, purgative,
anthelmintique et sternutatoire. On l'a employée dans
les fièvres intermittentes, les obstructions du bas-
ventre, et principalement dans les engorgements de la
rate et du foie, les hydropisies et les maladies cutanées.

La racine était fréquemment utilisée comme vomitive avant l'Ipécacuanha, dont elle est le véritable suc-
cédanné. Les habitants des campagnes, qui ont la
bonne habitude de conserver les traditions populaires,
continuent à l'employer pour se faire vomir et se purger.
Mais pour obtenir de la racine du CABARET des effets
constants, il est nécessaire de la renouveler deux fois
par an, parce que, longtemps gardée, cette racine n'est
plus vomitive ; après six mois elle n'est plus que purgative, après deux ans elle ne purge presque plus,
même à la dose de 1 gr. 30 centig. Elle acquiert alors

la vertu diurétique, et peut être employée comme telle.

Le CABARET est encore employé en poudre comme sternutatoire dans les maux de tête invétérés. Les feuilles fraîches sont sialagogues, c'est-à-dire augmentent, lorsqu'on les mâche, la secrétion de la salive et peuvent aussi calmer quelques névralgies des dents. Elles sont un des principaux ingrédients de la poudre de *Saint-Ange*.

On fait usage de la poudre de la racine ou des feuilles, comme vomitif, à la dose de 1 à 2 grammes.

Dans les campagnes, on se contente de l'infusion de 6 à 15 feuilles sur des cendres chaudes, pendant une nuit, dans de l'eau bien pure, pour prendre le matin, à jeun, avec un peu de miel ou de cassonnade.

4 à 16 gr. de la racine dans 500 gr. de vin blanc, se donnaient autrefois comme vomitif assez sûr. *(Ant. Bossu.)*

La médecine vétérinaire fait usage de la racine contre le farcin et les vers.

L'industrie a retiré de cette plante une couleur vert-pomme qui, par une ébullition prolongée, devient brun clair, et se communique facilement aux étoffes de laine préparées avec le bismuth, comme mordant.

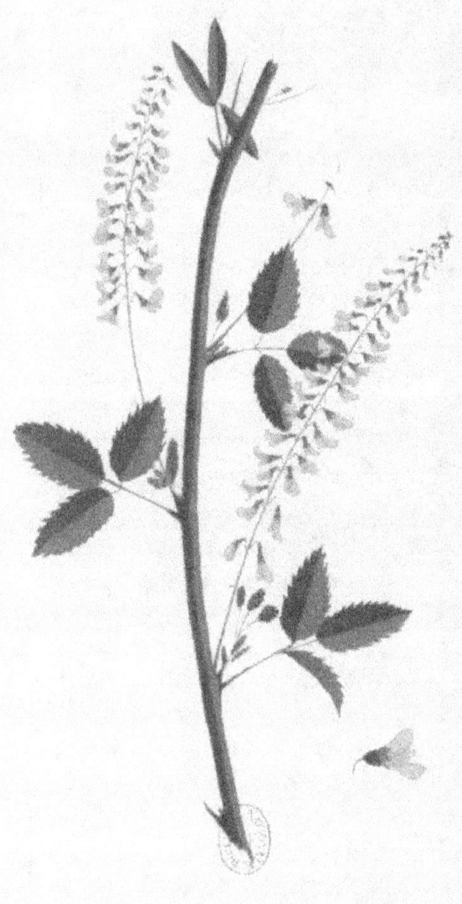

MELILOT.

MELILOTUS OFFICINALIS.

MÉLILOT.

MELILOTUS OFFICINALIS.

Famille des Légumineuses.

Etym.: De MÉLI (miel), et de LOTUS (nom de fleur).

Syn. vulg.: Trèfle-de-Cheval, Trèfle odorant, Trèfle-des-Sorciers, Trèfle-des-Mouches, Trèfle sauvage , Trèfle jaune , Mirlirot , Couronne-Royale , Mélilot citrin , Trouillet.

Plante bisannuelle , herbacée , de 50 cent. à 1 mètre de hauteur. Tiges droites , ordinairement dressées, rameuses , glabres. Feuilles alternes , pétiolées , trifoliées , denticulées , avec deux stipules à la base du pétiole. Fleurs jaunes , petites , disposées en grappes spiciformes effilées , dépassant longuement les feuilles. Calice à 5 divisions aiguës. Corolle deux fois plus longue que le calice , étendard réfléchi , carène plus courte que les ailes. Étamines diadelphes. Légume couvert de poils apprimés, oblong, terminé par le style, 1 à 3 graines.

Le MÉLILOT se rencontre dans les buissons herbeux, les prairies, au bord des fossés, sur la lisière des bois et dans les décombres, où il fleurit de juin à septembre.

Cette plante répand une odeur aromatique assez agréable qui se conserve même après sa dessiccation. Longtemps, les anciens l'ont considérée comme émolliente, résolutive, anodine carminative, et ils l'employaient pour combattre les coliques, les vents, la dyssenterie et l'inflammation des viscères du bas-ventre. *Matthiole*, *Galien*, *Tournefort* et autres avaient le MÉLILOT en grande estime.

Aujourd'hui, bien qu'à peu près abandonné comme médicament interne, on n'en a pas moins conservé son emploi sous forme de lotions ou de fomentations, contre les ophtalmies.

Nous trouvons à ce sujet, dans *Roques*, la recette d'un collyre fort simple et à la portée de tout le monde; en voici la préparation : « Sommités fleuries du MÉLILOT, une pincée; miel blanc, une demi-cuillerée. Faites infuser et passez la liqueur à travers un linge. » *Rocques*, p. 128, t. 2.

Mais, comme le dit notre auteur, ce remède, qui vaut mieux que tous les collyres des charlatans, a le mérite de coûter fort peu, et cela suffit pour le faire dédaigner.

On trouve dans les pharmacies une eau distillée de Mélilot que l'on emploie pour collyre, seule ou comme véhicule d'autres substances, indiquées par la médecine selon l'état que présentent les yeux.

Il se prépare également, avec la plante, une infusion à la dose de 25 à 30 gr. par kilog. d'eau, pour fomentations, lotions, collyres.

On rencontre, dans les lieux sablonneux et sur le bord des chemins, le Mélilotus Alba (Mélilot blanc), appelé aussi Mélilot de Sibérie, dont il serait originaire. Il diffère du Mélilot officinal par sa grandeur, par ses fleurs blanches plus petites, presque inodores. Ses propriétés sont, à ce qu'il paraît, les mêmes que celles de ce dernier.

Dans les jardins, on cultive le Mélilotus cerulea (Mélilot bleu), qui porte les noms vulgaires de Trèfle musqué, faux Baume du Pérou, Lotier odorant, Baumier, Mélilot vrai, Trèfle miellé, Mélilot-Baumier. Cette plante, qui est originaire de la Bohême, se reconnaît à ses fleurs en grappes ovoïdes compactes et à ses légumes striés, veinés longitudinalement. Elle répand une odeur aromatique fort agréable qui est, dit-on, plus forte, plus abondante, dans les temps pluvieux et disposés à l'orage. On la met dans les habits pour les garantir des vers. Les habitants de la Silésie la prennent en infusion en guise de Thé. Dans quelques contrées de la Suisse, on en mêle les fleurs dans certains fromages pour les rendre plus agréables au goût et à l'odorat.

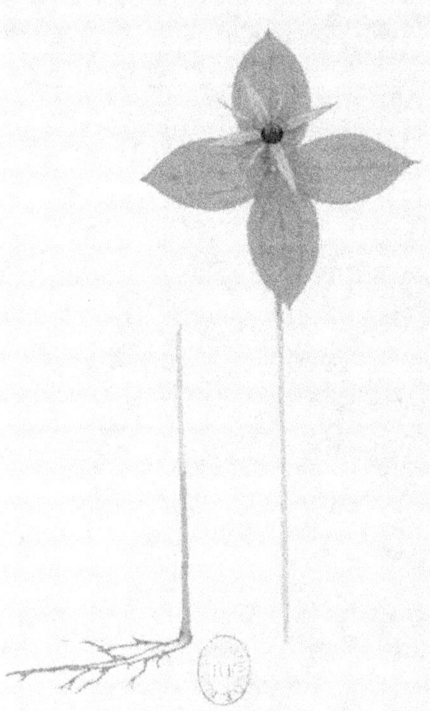

PARISETTE.

PARIS QUADRIFOLIA.

PARISETTE.

PARIS QUADRIFOLIA.

Famille des Asparaginées.

Etym.: De Paris, fils de Priam, qui fit, dit-on, le premier,
usage de cette plante.

Syn. vulg.: Herbe-à-Pâris, Raisin-de-Renard, Etrangle-
Loup, Morelle à quatre feuilles.

Plante herbacée, vivace, de 20 à 30 cent., souche
horizontale longuement traçante. Tige simple, arrondie,
ferme, feuillée seulement au sommet. Feuilles au
nombre de 4, disposées en croix au-dessous du pédicelle de la fleur, sessiles, ovales ou oblongues suborbiculaires, acuminées, rétrécies à la base, à 3 nervures
ramifiées. Fleur verdâtre, terminale solitaire, assez
grande, pédicellée au centre de l'involucre, constitué

par le verticille des feuilles. Périanthe à 8 divisions libres jusqu'à la base, étalées, les 4 extérieures lancéolées, les quatre intérieures linéaires très-étroites. Etamines 8 à anthères allongées et attachées à la partie moyenne du filet. Ovaire d'un pourpre foncé, à 4 lobes, styles 4, filiformes. Baies d'un noir bleuâtre.

La PARISETTE se trouve dans les bois et les lieux ombragés, où elle fleurit en avril et mai. Cette plante a été longtemps méconnue, ou plutôt mal nommée. *Fusch* et autres, la considérant comme une des espèces que *Dioscoride* a mentionnées sous le nom d'ACONITUM PARDALIANCHES, lui en ont conservé le nom ; *Le Bouc* en a fait un ASTER ; *Lobel* et *C. Bauhin*, un SOLANUM ; *Matthiole, Daléchamp* et *Lemery* la nomment HERBA PARIS, nom sous lequel elle existait dans les pharmacies.

La PARISETTE a une odeur vireuse désagréable. La racine est émétique et narcotique. Les feuilles sont purgatives et passent pour sudorifiques et antispasmodiques. Les fruits sont vénéneux.

Elle a été employée dans les fièvres intermittentes, l'aliénation mentale, l'épilepsie, la coqueluche.

« Ceux, rapporte *Matthiole*, qui ont perdu le sens, soit par longueur de maladie, soit pour avoir usé de poisons, ont été pleinement guéris par l'usage de la graine de l'HERBE-A-PARIS en en prenant, pendant vingt jours de suite, la quantité d'une drachme (2 gr.) par jour. »

La Parisette, dit *Chomel*, est résolutive et souveraine pour les panaris.

Bien que cette plante soit aujourd'hui à peu près abandonnée, ses qualités annoncent un médicament énergique qui, mieux expérimenté, rendrait d'utiles services. Jusqu'alors, ses propriétés n'ont point été assez uniformes dans leur action pour qu'il soit possible d'avoir une opinion parfaitement arrêtée sur sa valeur médicinale. Cela tient à ce que les effets produits par la Parisette ont été plus ou moins heureux, selon la partie de la plante utilisée et les doses auxquelles elle a été administrée.

La Parisette a été employée contre l'empoisonnement par la noix vomique. On a prétendu aussi que les baies seraient le contre-poison de l'arsenic et du sublimé-corrosif, mais ces propriétés ont besoin d'être confir-mées par de nouvelles expériences.

Lemery dit aussi que les baies de la Parisette servaient contre la peste et les autres maladies contagieuses : qui a contredit *Lemery* ?

On emploie la racine en poudre, à la dose de 4 gr. 30 cent. à 4 gr., comme vomitive.

Les feuilles, 6 centig. à 1 gr. 30 centig. progressivement en décoction comme narcotique, antispasmodique, altérante; les fruits, 30 à 60 centig. en plus.

Linné a proposé de substituer la PARISETTE à l'Ipécacuanha. Néanmoins, nous pensons que des mains expémentées, seules, doivent ordonner et doser l'emploi de cette plante.

Les feuilles récoltées avant la floraison teignent le lin aluné en beau jaune. Les fruits verts donnent une couleur verte.

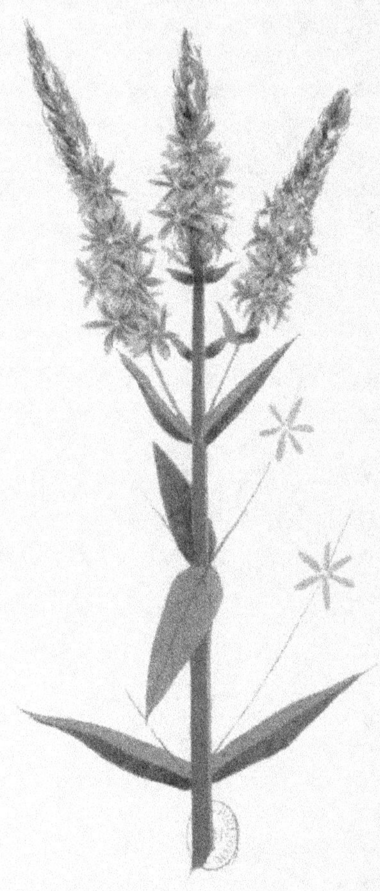

SALICAIRE.

LYTHRUM SALICARIA.

SALICAIRE.

LYTHRUM SALICARIA.

Famille des Lythrariées.

Etym. : Du grec LYTHRON (caillot de sang), par allusion à la couleur des fleurs.

Syn. vulg. : Salicaire commune, Lisimachie rouge.

Plante vivace à souche subligneuse, donnant ordinairement naissance à des pivots épais. Tiges de 60 à 125 cent., dressées, rameuses en haut, carrées. Feuilles glabres ou finement pubescentes, opposées, rarement verticillées par 3, sessiles, lancéolées, cordées à la base. Fleurs d'un rouge purpurin, rassemblées par 4-10 sur des pédoncules communs axillaires très-courts. Calice tubuleux, pubescent, strié, à 8-12 dents bisériées. Corolle 4-6 pétales insérées au sommet du tube du calice. Etamines 8-13, ou moins par avortement ; style filiforme. Capsule oblongue, biloculaire, polysperme.

Cette plante se trouve dans les prairies humides, les endroits marécageux, aux bords des ruisseaux et des fossés, où elle produit un effet très-pittoresque avec ses longs épis de fleurs d'un rouge sanguin, vers les mois de juillet et août.

Les feuilles de la SALICAIRE ont un goût légèrement âcre. Les fleurs sont peu odorantes et elles ont une saveur sucrée.

Autrefois, la SALICAIRE était employée comme astringente vulnéraire. Elle était vantée pour combattre les hémorrhagies, les diarrhées, le crachement de sang, les flux immodérés. De bons résultats en avaient été obtenus dans les dyssenteries séreuses et épidémiques. Quelques-uns mêmes la considéraient comme un de nos bons astringents indigènes. Mais aujourd'hui elle est complètement abandonnée, si ce n'est par le peuple, qui a toujours la plus grande confiance dans ses propriétés.

La SALICAIRE s'emploie en infusion, à la dose de 8 à 16 gr. dans un demi-litre d'eau, et en décoction, 30 à 60 gr. par litre d'eau.

La poudre, 4 gr. deux fois par jour, dans la diarrhée et la dyssenterie.

L'eau distillée de SALICAIRE était employée contre l'inflammation des yeux.

Il paraît que les habitants du Kamtschatka mangent ses feuilles cuites, comme nous faisons des épinards, et ils boivent la décoction de la plante en guise de Thé. Ils mangent aussi la moelle des tiges, crue ou cuite, comme un mets recherché, et, mettant fermenter cette moelle dans de l'eau, ils en font une sorte de vin, qu'on peut convertir en vinaigre, et qui donne de l'alcool à la distillation. *(Hoefer.)*

FIN DU PREMIER VOLUME.

TABLE DES PLANTES

DONT IL EST QUESTION DANS LE PREMIER VOLUME

Nota. — *Les Noms vulgaires sont en minuscules.*

FIN DE LA TABLE DU PREMIER VOLUME.

BEAUVAIS. — IMPRIMERIE DE D. PÈRE, RUE SAINT-JEAN.

9 782329 264738